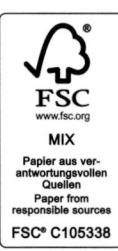

Satz und Umschlaggestaltung: Stephan Maria Sommer

Umschlagfoto: Marielène Klumpp

Herstellung und Verlag: Books on Demand GmbH, Norderstedt
ISBN 978-3-8391-7805-8

Annemie Klumpp-Servais

Das andere Geschenk

Eine Mutter beschreibt ihre geistlichen
Erfahrungen mit ihrem Kind Johannes

Danke an Peter für's Zusammenstehen

Danke an Marielène für ihre Geschwisterliebe

Vorwort

Als Johannes in unser Leben kam, hatte ich bald den Eindruck, ein Engel ist in unser Leben gekommen. Wenn ein Engel in das Leben von Menschen kommt, hat dies von Anfang an zwei Seiten: eine bereichernde Seite und eine anstrengende Seite. Inwiefern eine anstrengende Seite? Weil ein Engel nicht für das Leben auf der Erde eingerichtet ist. Ein Engel hat nicht die körperliche und intellektuelle Mitgift, die ein „normaler" Mensch mitbringt, wenn er auf diese Erde landet. Das heißt nicht, dass ein Engel insgesamt minderbemittelt ist, er hat lediglich eine andere Mitgift. Die körperliche und intellektuelle Ausstattung, die es braucht, um in irdischer Weise erfolgreich zu werden, hatte Johannes nicht dabei. Menschen, die die Innenseiten des Lebens sehen können, werden jetzt einwenden: „Das braucht es auch nicht. Im irdischen Sinne erfolgreich zu sein ist nicht Aufgabe und Wesen eines Engels." Ganz genau; so erlebe ich Johannes. Das ist nicht seine Aufgabe, hier auf dieser Erde eine *irdische Karriere* zu machen. Aber: Ein Engel muss trotzdem, wenn er denn auf die Erde geschickt wird, unter irdischen Bedingungen leben. Das macht es für die Familie, in die er hineingeboren wird, zunächst anstrengend; denn die Familie muss ausgleichen, was der Engel nicht oder noch nicht kann für die Bewältigung des alltäglichen Lebens. Glücklicherweise lernt ein Engel und fasst in kleinen Schritten Fuß auf dieser Erde – mit der Zeit und mit viel Geduld.

Die anstrengende Seite des Engels ist sozusagen der Preis, den eine Familie zahlt, wenn sie einen Engel aufnimmt. Ich könnte auch sagen, der Engel kommt in einer sehr aufwendigen Verpackung. Glücklicherweise habe ich selber sehr bald das Geschenk in der Verpackung wahrgenommen – die Bereicherung, die Johannes darstellt, die Mitgift, die er im Gepäck hatte, für mich und für andere. Er hatte einige wichtige innere Botschaften im Gepäck, wertvolle seelische und geistliche Geschenke. Es ist das Wesen und die Aufgabe eines Engels, himmlische Gaben auf die Erde zu bringen. Die Heimat eines Engels ist der Himmel, seine Praxis ist auf der Erde. Das Leben mit Johannes hatte von Anfang an diese zwei Seiten. Die Seiten wechseln immer: mal steht eine Seite im Vordergrund, mal die andere.

Jedes Kind, auch ein sogenanntes normales Kind ohne Down-Syndrom, kann ein Engel für seine Eltern sein, wenn sie denn ihr Herz öffnen und diesen Menschen in ihre Seele hineinlassen. Der Fremde, der Andere, der in unser Leben kommt, hat Botschaften für uns und ist deshalb bedeutsam, wenn auch nicht immer gleich willkommen.

Danke sage ich allen, die mich motiviert haben, dieses Buch zu schreiben: Gaby Killer, Jolande Kopp, Manuela Lieber, Petra und Arnd Meinberger, Heidrun Schmidl, Sr. Maria Josefa Servais, Susanne Thöbben.
Danke für die Beurteilung des Manuskriptes: Frieder Boller, Sabine Schulze-Westerhoff.
Ein besonderes Danke gilt Anne Lehmann für wertvolle Gespräche.
Ein Geschenk für mich war die Zusammenarbeit mit Beate Zipperer, die mit Herz, Verstand und Geist Korrektur gelesen hat.

Ingolstadt-Gaimersheim, Dezember 2009

Die erste Zeit der Schwangerschaft – die persönliche Konfrontation mit dem Thema Abtreibung

1

Unsere süße kleine Tochter ist nun 2 Jahre alt. Wir sind umgezogen in eine mittelbayerische Stadt. Mein Mann hat dort eine neue Stelle angetreten. Ich und mein Mann wünschen uns für unsere Tochter ein Geschwisterkind. Die unkomplizierte Schwangerschaft meines ersten Kindes und die darauf folgende Geburt in einer anthroposophischen Klinik haben mein Mann und ich als etwas Großartiges erlebt. Ich wollte so etwas wieder erleben. „Nun weiß ich ja, wie alles laufen kann", dachte ich mir und wollte dieses großartige Erlebnis aus meinem Leben wieder auflegen. „Nun, da ich ja weiß, wie alles geht, kann ich eine neue Schwangerschaft doppelt genießen." So, voller Vorfreude im Herzen, bin ich in die zweite Schwangerschaft gegangen. Ich spürte auch schon bald, dass ich schwanger war. Das einzige, was ich dieses Mal anders machen würde: Mir einen Gynäkologen suchen, der etwas besser zu mir passt. In meiner ersten Schwangerschaft war mir die gynäkologische Betreuung zu technisch. Es ging immer nur um Messwerte und ich wollte diesmal ein Gegenüber, das menschlich ein bisschen mitgeht. Dieser Wunsch sollte im weiteren Verlauf der Schwangerschaft auf seine Weise doppelt und dreifach in Erfüllung gehen.

So machte ich mich auf die Suche nach einem betreuenden Gynäkologen. Wir waren erst ein halbes Jahr am neuen Ort und ich hatte noch keine Freundin, bei der ich mir einen Tipp für einen Gynäkologen hätte holen können. So machte ich mich auf eigene Faust auf die Suche, schaute in den Gelben Seiten nach einer Adresse, die ich mit dem Fahrrad leicht erreichen konnte.

Der behandelnde Arzt, den ich mir da ausgesucht hatte, war mir zunächst nicht *unsympathisch*. Ich fand ihn schüchtern und nüchtern. Nun war ich gerade 37 Jahre alt geworden und mit dem Blick des Arztes auf mein Geburtsdatum schoss es aus mir heraus: „Ich sehe, dass Sie auf mein Geburtsdatum schauen, doch ich kann Ihnen gleich mitteilen, dass ich eine vorgeburtliche Untersuchung des Kindes nicht möchte." „In Ordnung, aber ich muss Sie ja aufklären. Das wissen Sie ja." „Das weiß ich schon", meinte ich etwas zögerlich. Ich wurde auf einmal ganz nervös, denn ich war auf diese Thematik gar nicht eingestellt. Ich wollte von dem Arzt eigentlich nur eine Bestätigung meines Schwangerseins und ansonsten wollte ich mich einfach nur auf mein Wunschkind freuen.

So weit die Darstellung der ersten Begegnung mit dem neuen Arzt. Er war zwar auch jemand, der an Messdaten mehr Interesse hatte als an Kommunikation, „aber vielleicht sind ja Gynäkologen so. Sonst hält man diesen Beruf vielleicht gar nicht aus", war mein persönliches Fazit. Das Wichtigste ist ja sowieso mein Kind und ich, versicherte ich mir. Ich hatte mich bis dato nicht näher mit pränataler Diagnostik befasst. Ich wollte auch darüber gar nicht viel wissen, weil ich diese Techniken schon immer für mich abgelehnt habe. Inzwischen weiß ich natürlich, dass im Falle von medizinischen Problemen pränatale Diagnostik wichtig sein kann. In diesen Fällen geht es dann nicht um die Entscheidung über Leben und Tod eines Menschen, sondern um eine optimale medizinische Versorgung, bzw. eine frühest mögliche Behandlung von Erkrankungen.

Aber in meinem Falle bzw. in meiner Altersklasse geht es bei pränataler Diagnostik in erster Linie darum, ein eventuell behindertes Kind *aufzuspüren*. In diesem Kontext habe ich pränatale Diagnostik für mich schon immer abgelehnt. Ich wollte nie vor die Entscheidung gestellt werden, bzw. mich selbst in die Entscheidungssituation begeben, ob dieses neue Menschlein in mir leben soll oder nicht. Ich empfand diese Entscheidung schon immer als eine Überforderung des Menschen. Pränatale Diagnostik beinhaltet immer diese Option übermenschlicher Entscheidung und deshalb kam sie *für mich* nicht in Frage.

Natürlich kann es sein, dass das Leben mich in einem anderen Kontext vor eine Entscheidung über Leben und Tod eines Mitmenschen stellt, beispielsweise im Falle einer Notwehr. Das ist jedoch etwas völlig anderes. Diese Situation habe ich mir dann nicht ausgesucht. Und ich *muss* in einer solchen Situation schnell, aber dennoch nach bestem Wissen und Gewissen handeln.

Mein Mann und ich wollten also das Kind, das zu uns unterwegs ist, *so* nehmen, wie es ist. Dieser Satz klingt sehr edel und wir haben später zu spüren bekommen, was ein Elternpaar, eine Familie gegebenenfalls „zahlt", um diese Einstellung zu leben. Es ist herrlich einfach, gegen Abtreibung zu sein, wenn die Familienplanung abgeschlossen ist und alle Kinder gesund sind. Diese Einstellung „kostet nichts".

Es war für mich immer klar, dass ich keine Abtreibung und damit auch keine pränatale Diagnostik wollte. Den Preis, den ich für eine Abtreibung zahlen würde, meinte ich zu kennen und er erschien mir zu hoch: Eine Abtreibung würde einen grauen Schleier über meine Seele legen, der nie mehr weggeht. Dieser graue Schleier würde auf Dauer meine ganze Fröhlichkeit zersetzen, d. h. er würde mir die Freude am Leben nehmen. Das habe ich immer so empfunden. Seit *Johannes* weiß ich aber erst, dass diese ganzen Empfindungen und Überlegungen, die ich im Kontext von Abtreibung und pränataler Diagnostik hatte, zwar echt und sicher auch edel waren, aber sehr, sehr einseitig. Ich glaubte den Preis hundertprozentig zu kennen, *den ich zahle, wenn ich abtreibe. Aber: welchen Preis zahle ich, wenn ich im Falle eines behinderten Kindes nicht abtreibe?* Das wusste ich bis dahin nicht wirklich und darüber hatte ich mir – Gott sei Dank – auch noch keine Gedanken gemacht. Ich hätte den zu zahlenden Preis auch gar nicht wissen *können*. Niemand hätte ihn mir beschreiben können. Deshalb sage ich: Gott sei Dank. Es wäre – im Nachhinein betrachtet – reine Spekulation gewesen. Denn niemand kann mir sagen, was auf mich zukommt, wenn ich *einen Johannes* annehme. Eine Mutter, eine Ehe, eine Familie nimmt nicht nur ein *behindertes Kind* an, sondern auch die damit verbundenen Belastungen und Bereicherungen. Diese sind so vielfältig wie die Belastungen und Bereicherungen, die auch mit einem gesunden Kind verbunden sind. Im Falle eines gesunden Kindes kommt man ja auch nicht auf die Idee, sich im Vorfeld festzulegen auf die Freuden und Belastungen, die dieser neue Mensch mit sich bringt. Es braucht ganz viel

Offenheit für diesen neuen Menschen und ganz viel Liebe, ihn anzunehmen wie er ist, zu versorgen, zu begleiten, zu stärken und gleichzeitig loszulassen. Der Unterschied ist nur: Im Falle eines gesunden Kindes fühlen wir Menschen uns intuitiv den Aufgaben, die ein Kind mit sich bringt, gewachsen. Im Falle eines behinderten Kindes spüren wir im Vorfeld Belastungen und eine damit verbundene Überforderung für uns Eltern. Wir Menschen wollen deshalb auf keinen Fall ein behindertes Kind. Aber mit dieser Thematik ist es wie mit vielen anderen Themen: Das Leben gestaltet sich oft anders, als wir es im Vorfeld annehmen, oder als andere uns weismachen wollen.

Niemand hätte mich aufklären können über die vielen Belastungen, die mit Johannes' Down-Syndrom zusammenhängen. Viele Probleme, die bei Johannes auftraten, kommen bei anderen Down-Kindern gar nicht vor. Andererseits hätte niemand mich aufklären können über die zahllosen Bereicherungen, die Johannes in mein Leben gebracht hat und bringt, weil viele Eltern mit behinderten Kindern diese Bereicherungen nicht so erleben. Ich denke mir sogar manchmal, viele Eltern erleben dies mit ihren nicht behinderten Kindern nicht.

Niemand kann sagen, was im Falle eines sogenannten behinderten Kindes auf die Eltern und die Familie zukommt. Auch wenn ich andere betroffene Eltern befrage, die Belastungen bzw. die Probleme sind von Fall zu Fall sehr verschieden, die Behinderungen sind ihrerseits sehr unterschiedlich. Das einzige, was ich glaubte in Bezug auf ein behindertes Kind ziemlich sicher zu wissen, war: die Menschen in der Umgebung reagieren ganz häufig mit Berührungsängsten. So stellte ich mir das zumindest vor. Aber genau das ist in unserem Fall mit Johannes nicht eingetreten.

Wir wollten also das Kind, das zu unterwegs war, so annehmen, wie es ist. In mir war diese eindeutige Ablehnung von Abtreibung einerseits und andererseits diese Ignoranz zum Thema *Annehmen und Leben mit einem sogenannten behinderten Kind.* Aber, wie ich versucht habe zu erklären, diese Ignoranz war für mich persönlich stimmig.

Die Ignoranz war auch deshalb für mich so stimmig, weil ich mir gar nicht vorstellen konnte, wie ein sogenanntes behindertes Kind von mir, bei mir aussehen soll. Das Thema war für mich zu weit weg. Es gab auch gar kein Down-Kind in meinem Lebensumfeld. Natürlich wusste ich, dass es diese Kinder gibt, aber es war keines in meinem Blickfeld. Ungefähr so, wie die Tatsache, dass es Hochleistungssportler gibt, aber auch mit denen bin ich nicht in Berührung. Und genau deshalb kam ich und komme ich auch nicht auf die Idee, dass eines Tages ein Zauberer vor der Tür steht und mir vorschlägt, mich zu trainieren.

Das Thema *behindertes Kind* war für mich persönlich einfach viel zu weit weg und deshalb fiel es mir leicht, diese Eventualität maximal zu verdrängen.

Meine feststehende Einstellung zu Abtreibung habe ich im Verlauf der Schwangerschaft noch sehr gebraucht. Die weiteren Begegnungen mit dem mich behandelnden Arzt wurden noch zu einer harten Probe für mich.

Eine vorgeschriebene vom Arzt durchgeführte Ultraschall-Untersuchung dauerte auffälligerweise sehr lange. Besonders deshalb kam sie mir lange vor, weil der Arzt während der ganzen Zeit der Untersuchung kein Wort mit mir redete. Ja, er war sehr konzentriert an seiner „wissenschaftlichen Arbeit". Bisher war Stand der Dinge zwischen ihm und mir, dass ich ihm deutlich mitgeteilt hatte, dass ich eine vorgeburtliche Untersuchung nicht wolle. Und ich war auch der Meinung, dass er meine Einstellung verstanden und akzeptiert hatte. „Nun, was macht denn der so lange?" dachte ich. Auf einmal sagte er zu mir, die ich da auf der Liege lag, so ausgeliefert wie *Frau eben* daliegt bei einer Ultraschalluntersuchung: „Es besteht ein Verdacht auf Down-Syndrom. Ich habe gerade eine Nackenfaltenmessung vorgenommen. Da diese Messung nicht ganz eindeutig ist, möchte ich dies noch gründlicher untersuchen, um mehr Eindeutigkeit zu erlangen. Der Verdacht ist momentan 40 zu 60 für ein Down-Syndrom. Entscheiden Sie sich bitte bald für oder gegen eine Untersuchung. Es dauert, bis die Ergebnisse da sind. Und abtreiben geht nur leicht bis zur 20. Schwangerschaftswoche." Das alles hat er mir „nüchtern" mitgeteilt, in einem Satz sozusagen, ohne Luft zu holen. Ich hatte das Wort „Nackenfaltenmessung" bis dahin noch nicht gehört, wusste auch gar nicht genau, was das bedeutet. Aber ich war binnen Sekunden völlig am Boden, so dass ich sowieso zu keiner Frage oder Antwort mehr fähig war. Ich bin langsam aufgestanden und habe völlig verwirrt die Praxis verlassen.

Zu Hause habe ich erst realisiert, was abgelaufen ist: Erstens schmeißt mir dieser Typ in diesem ausgelieferten Zustand die Diagnose *Down-Syndrom* an den Kopf. Zweitens hat er eine vorgeburtliche Untersuchung vorgenommen, obwohl ich ausdrücklich klargemacht hatte, dass ich diese nicht wolle. Er hatte also mein *Recht auf Nichtwissen*[1] verletzt. Ich war so voller Wut auf den Arzt und gleichzeitig voller Angst: „wenn das nun stimmt mit dem Down-Syndrom . . . ?" Für mich war trotzdem sofort klar: Jetzt möchte ich erst recht keine weitere Untersuchung. Ich lasse mich doch nicht von diesem Typen manipulieren bzw. in eine Richtung drängen, kommt überhaupt nicht in Frage. Mein Mann hat mich glücklicherweise auch nicht zu einer weiteren Untersuchung gedrängt.

Die Diagnose Down-Syndrom stand nun zwar im Raum meines Lebens, aber ich habe nicht näher hingeschaut. Ich habe dieses Thema weiterhin erfolgreich verdrängt. Und das war *für mich* gut so. Denn: Es kamen noch so viele ungewöhnliche Belastungen auf mich zu während dieser wahnsinnigen Schwangerschaft. Ich hätte diese nicht durchstehen können, wenn meine Grundstimmung durch die Diagnose Down-Syndrom belastet gewesen wäre. Mit dem Punkt *Verdrängen einer möglichen Behinderung* bin ich immer im Reinen gewesen. Was ich jedoch erst viel später verstanden habe: Wieso habe ich nach dieser Begegnung dem Arzt, der mich aufs Massivste verletzt hatte, nicht für immer den Rücken gekehrt? Ich wollte ihn einfach noch ein Mal wiedersehen und ihm sagen: „Mit mir nicht Freundchen!! Ich lasse mich von wissenschaftlichen Messergebnissen nicht in der Weise beeindrucken und manipulieren, wie du es dir vielleicht vorstellst. Zu diesem Zeitpunkt hatte ich also dem Arzt noch nicht den Rücken gekehrt, im Gegenteil. Ich hatte meinen Mann gebeten, er

---

[1] Vgl. G. Finger: Ja, mein Kind ist anders,
Kreuz 2000, S. 140

solle zum nächsten ausgemachten Termin mitkommen und mich unterstützen. Wir beide hatten dem Arzt nochmals versichert, wir möchten keine Fruchtwasseruntersuchung vornehmen lassen. Während der Ultraschalluntersuchung bemerkte der Arzt ganz *nüchtern*: „Solche Untersuchungen sind wichtig, denn Behinderte muss man wegmachen, sie kosten dem Staat nur Geld." Bei dieser Äußerung hatte ich das Gefühl, es fährt ein Panzer über mich hinweg. Ich konnte nichts, aber auch gar nichts mehr erwidern oder klar denken. Mein Gefühl war nur noch: raus hier, nur raus, als wäre ein Feuer ausgebrochen. Ich war in einem Zustand, in dem es nur noch darum ging, mein nacktes Leben zu retten. Ich kann mich nicht mehr daran erinnern, wie ich mich angezogen habe und wie ich aus den Praxisräumen gestürzt bin. Ich habe auch nicht darauf geachtet, wo mein Mann abgeblieben ist. Auf jeden Fall haben diese Worte des Arztes auch ihm die Sprache verschlagen und er verliert nun wirklich nicht so leicht seinen großen Verstand und die Sprache.

Nach diesen Äußerungen habe ich diese Praxis nie wieder betreten. Freilich hätte ich mir diese letzte Begegnung mit dem Arzt ersparen können, wenn ich mich früher von dem Arzt getrennt hätte. Das stimmt einerseits. Andererseits wollte sich meine Seele noch irgendetwas *abholen*. Erst, als sich alles so verschärft dargestellt hat: „Will der Typ etwa mein Kind umbringen?" habe ich für mich wichtige Dinge *„realisiert"!*

Im Angesicht des Todes, den der Arzt durch seine Äußerungen angedeutet ja sogar angedroht hatte und respektive der Sensibilität, die Schwangerschaft mit sich bringt, habe ich die *Verbindung* zwischen mir und meinem Kind unsagbar intensiv und eng erlebt. Diese Verbindung ist etwas ganz, ganz Großes im Leben von werdenden Mütter. Mir war auf einmal klar: Es geht gar nicht darum, wie dieses Menschlein aussieht und wie die Mutter aussieht, wie dieses Menschlein sich bewegt und sich äußert und wie die Mutter sich bewegt und sich äußert. Es geht um diese Verbindung.

Später kam mir der Gedanke: Vielleicht ist diese Beziehung so vergleichbar eng und intensiv wie die Beziehung des Schöpfers zu seinen Geschöpflein, das ein jedes anders ausschaut, sich anders bewegt, sich anders äußert usw. Diese Beziehung zwischen Schöpfer und seinen Geschöpflein ist ja auch so intensiv und gleichzeitig so unsichtbar. Und wahrscheinlich wird auch diese Beziehung erst im Angesicht des Todes sichtbar bzw. *anders* wahrnehmbar.

Diese Verbindung zwischen meinem Kind und mir so intensiv zu erleben, hat mich stark gemacht für alle weiteren Kämpfe, die noch zu bestehen waren und von denen noch die Rede sein wird. Die Begegnung mit diesem Arzt war der erste massive Angriff auf das Leben von Johannes. Weitere sollten folgen.

Dieses eindrückliche Erlebnis mit dem Arzt hat mir gezeigt, wie stark Mutter und Kind eine Einheit bilden während der Schwangerschaft. Die Todesandrohung, die durch den Arzt im Raum stand und die eigentlich meinem Kind galt, habe ich *auch an mich* gerichtet erlebt. Ich war nach den schlimmen Äußerungen des Arztes zwar schnell aus der Praxis draußen, doch das Gefühl, jemand trachtet mir und meinem Kind nach dem Leben ist sehr lange geblieben. Ich konnte jahrelang nicht mit dem Auto oder mit dem Fahrrad durch die Straße fahren, in der die Praxis lag. Ich habe jahrelang geträumt, ich laufe durch den Wald und jemand verfolgt mich und will mich umbringen. Diese Träume haben erst aufgehört, nachdem ich die Gelegenheit bekommen habe, dieses erlebte Trauma zu verarbeiten. Im Rahmen einer „Aktionswoche für das Leben" durfte ich *über meine persönlichen Erfahrungen mit pränataler Diagnostik* berichten. Bei der Vorbereitung dieses Berichtes kam alles wieder hoch und ich konnte das Erlebte in Ruhe mit Fachleuten anschauen und entschärfen. Seitdem träume ich nicht mehr von Verfolgung.

Meine Erfahrungen mit pränataler Diagnostik – „Gott sei Dank" begegne ich dem Beschützer-Arzt

2

Ich möchte nun anhand meiner Erfahrung mit pränataler Diagnostik einige Punkte betrachten, die mir im Zusammenhang mit diesem Thema wichtig sind.

1. Eine werdende Mutter muss sich im Klaren darüber sein, dass der Arzt eine Aufklärungspflicht hat und: Die Eltern haben ein Recht auf Nichtwissen.

Der Arzt selbst hat in der ganzen Sache ein Interesse: er muss sich vor Forderungen nach Schadensersatz schützen. Aus diesem Grund gibt es die Aufklärungspflicht des Arztes. Er muss über alle Untersuchungsformen aufklären, aber vorher, also bevor er sie einsetzt bzw. vornimmt. Dann dürfen bzw. müssen die Eltern entscheiden, ob sie diese Untersuchung wollen oder nicht. In meinem Fall hat der Arzt bereits eine über das „normale Maß" hinaus reichende Untersuchung vorgenommen, zu der ich noch nicht aufgeklärt war und der ich auch gar nicht zugestimmt hatte. Der Arzt hatte also mein Recht auf Nichtwissen verletzt. Die Eltern haben ein Recht auf Nichtwissen.

Diese Untersuchungen am Bildschirm, diese nicht-invasiven Methoden sind für einen „Pränatal-Fanatiker", zu denen ich den Arzt zähle, sehr verführerisch. Die kann er machen, ohne dass die Frau überhaupt was davon mitbekommt. Der Arzt kann dann sagen, das habe er zufällig gesehen. Mit dieser harmlosen Untersuchung verletzt er dennoch und ganz massiv das Recht der Eltern auf Nichtwissen.

2. Erklärung des Befundes und Entscheidung der Eltern müssen ganz klar getrennt werden und dürfen nicht in einem Atemzug genannt werden.

Ich habe berichtet, dass der Arzt mir die Nackenfaltenmessung mit dem Verdacht auf Down-Syndrom vorgelegt hat. Im gleichen Atemzug hat er mir mitgeteilt, „entscheiden Sie sich bald"; „Sie haben für eine normale Abtreibung nur bis zur 20. Woche Zeit."

Erstens ist die Ankündigung, dass das eigene Kind vielleicht behindert ist, ein riesiger Schock für eine Mutter. Diese wahnsinnige Information, diese „Nachricht" muss sie erst mal minimal verkraften. Das dauert in der Regel. In einem solchen Schockzustand kann niemand eine Entscheidung fällen über Leben und Tod, schon gar nicht schnell.

Zweitens wird in dem Moment, in dem man über die Abtreibungs-Vorgehensweisen aufgeklärt wird, das Kind, das man bis dahin als Mensch, der in einem wurzelt und wächst, empfindet, wie ein Geschwür betrachtet und behandelt, dessen man sich baldmöglichst entledigen muss. Das war für mich der grausamste Gedanke überhaupt: *Diese Umbewertung eines Menschenlebens von einer Sekunde auf die andere.*

Von diesem Zeitpunkt an hatte ich das dumpfe Gefühl, der Arzt will meinem Kind an den Kragen. Für mein Empfinden war das, worüber geredet wurde, ja mein Kind, zu dem ich starke Gefühle hatte, und nicht etwa auf einmal ein Tumor, den man wegmachen muss.

Die Information, ihr Kind ist behindert, ist eine Sache, und zunächst ein Schock. Die Frage, was machen wir jetzt mit diesem Kind, das vielleicht eine Behinderung hat, ist eine völlig andere Thematik.

3. *Frau muss unbedingt ihrem Gespür,*
   ihrer Intuition, ihren Werten vertrauen.

Während der Schwangerschaft habe ich an mehreren Stellen die Erfahrung gemacht, wie wichtig es ist, eine *eigene* Einstellung zu haben. Aber, was noch wichtiger ist, diesem eigenen Gespür, Empfinden, Intuition auch zu *vertrauen*. Es gab so viele Momente, in denen ich nichts anderes hatte, als mir selbst zu vertrauen. Wir Menschen müssen uns dieses Talent *bewusst machen* und *hoch bewerten*. Wir können dank dieses Talents schwierigste Situationen meistern, auch wenn alles gegen uns zu sein scheint. Wir Menschen sollten und müssen uns gegenseitig ermutigen, auf unser Gespür zu vertrauen.

4. *Frau bzw. Eltern müssen das Gespräch suchen.*

Im Nachhinein ist mir klar geworden, wie hilfreich es gewesen wäre, wenn ich den Kontakt zu einem unabhängigen Dritten gesucht und gefunden hätte, eine Schwangerschaftsberatung etwa, mit der ich über alles in Ruhe hätte reden können. Eine Schwangerschaftsberatung hätte mir sicher in mehrfacher Hinsicht helfen können.

- Ich hätte mir alles in Ruhe von der Seele reden können – *in der Gegenwart von Menschen, die Erfahrung mit dem Thema haben.* Gegenüber dem behandelnden Arzt und seiner Einstellung war ich nur noch in der Defensive: mich und mein Kind retten.
- Ich hätte Unterstützung erfahren in meiner Entscheidung. Mein Selbstvertrauen hätte Verstärkung bekommen.
- Für den Fall eines behinderten Kindes hätte man mir Perspektiven aufgezeigt bzw. Unterstützungs-Angebote in Aussicht gestellt. Das alles hätte mich in meiner Entscheidung ermutigt.

Leider hatte mich der Pränatal-Diagnostiker nicht zu einer Schwangerschafts-Beratung geschickt. Ich selber war von der Begegnung mit dem Arzt so geschockt, dass ich gar nicht auf die Idee kam, einen unabhängigen Dritten zu Rate zu ziehen. Es ging mir nur noch darum, mein Leben und das meines Kindes *zu schützen und zu retten.*

So stand ich also da, ohne betreuenden Arzt, keinen Gedanken daran, mich einem anderen unabhängigen Dritten, einer Schwangerschaftsberatung etwa, anzuvertrauen. Gleichzeitig diese sich immer wieder breitmachende Angst: Wie soll ich jetzt weitermachen? Ich vertraute mich u. a. einem guten Freund an. Da ich ihn als einen bunten Vogel erlebe, traute ich mich, ihm vom eventuellen Down-Syndrom zu erzählen. „Down-Kinder sind angenehme Menschen", meinte er, „Sie haben viel Freude am

24

Leben, mehr Freude als die meisten Menschen ohne Down-Syndrom. Außerdem: sie können sich bewegen, Kontakt aufnehmen, können auf vielfältige Weise am Leben teilnehmen." Aber auch bei diesen Gesprächen hatte ich immer noch das Gefühl, das betrifft *mich* nicht wirklich. Es kann gar nicht sein, dass ich ein behindertes Kind bekomme, war immer noch das dominierende Gefühl in mir.

Ein anderes Gefühl war sehr stark in meinem Herzen. Ich wollte, dass die Verletzung in mir wieder gut gemacht wird. Aber ich hatte keine Ahnung, auf welche Weise das möglich wäre. Mein Mann und ich waren uns einig, dass ich auf jeden Fall einen anderen Arzt bräuchte zur weiteren gynäkologischen Betreuung. Und dann haben wir uns umgehört, bei meinen neuen Bekannten, bei den neuen Kollegen meines Mannes. Von beiden Seiten kam der Hinweis auf einen besonders guten Arzt, „zu dem die Frauen von ganz weit her kommen". So versuchte ich also einen Termin zu bekommen bei diesem gut gepriesenen Arzt.

Auf der Fahrt zum ersten Termin spürte ich nur Angst: Was ist, wenn ich wieder reinfalle? Im Wartezimmer habe ich ganz aufgeregt versucht, den Arzt zwischen zwei Behandlungen zumindest optisch abzufangen, um mir ungesehen einen allerersten Eindruck verschaffen zu können. Außer einer großen, schlanken Statur konnte ich aber leider nichts „Brauchbares" wahrnehmen.

Endlich wurde ich aufgerufen. Mit ganz viel Zittern in den Knien wagte ich mich in diese Begegnung. Ich trat ein und auf der anderen Seite des Tisches, lächelte der mir noch unbekannte Arzt mich freundlich an. Was mir sofort auffiel: Er wirkte so präsent auf mich. Ich kann mich noch genau an die großen aufnahmebereiten Augen erinnern. Ich begann, mich vorzustellen, meinen Fall zu schildern, und weil ich mich aufgehoben fühlte, brach es aus mir heraus: Ich weinte und weinte und konnte erst mal gar nicht reden. Der Arzt meinte nur sehr bestürzt: „Was hat man denn mit Ihnen gemacht?" Langsam fasste meine Seele wieder Fuß und ich konnte alles in Ruhe erzählen. Mein Gott, hat das gut getan. Der Arzt seinerseits hat zunächst nur zugehört und zugehört und je nachdem, was ich sagte, bestätigend oder erschrocken reagiert. Ja, er hatte mich wirklich da abgeholt, wo ich stand. Und ich hatte das gute Gefühl, hier bist du richtig. In dieser Stimmung traute ich mich auf einmal mit einer gewissen Selbstverständlichkeit zu sagen: „Ich kann gar nicht abtreiben, ja und ich habe Gottvertrauen. Ich bin so." Der Arzt hatte sich wieder alles angehört und auch diese Äußerung von mir sehr deutlich wahrgenommen.

Irgendwann hörte ich dann auf zu reden, alles war draußen, was mich bewegt hatte. Für mich war alles wie nach einem starken Gewitter wieder ruhig und entspannt. Irgendwann fing der Arzt an zu erzählen, von seinen Kindern bzw. den Schwangerschaften seiner Frau und dass seine Frau damals keine Untersuchungen wollte. Es gibt in ihrer Verwandtschaft eine Frau mit Down-Syndrom und niemand aus ihrer Familie könnte sich heute vorstellen, dass es diesen Menschen so nicht gäbe. Trotzdem spürte ich zu diesem Zeitpunkt das Thema Down-Syndrom immer noch so unwirklich weit weg von mir.

Zum Schluss habe ich dem Arzt noch gesagt, ich möchte zunächst keine Ultraschalluntersuchung, das würde zu viele schlechte Erinnerungen in mir wachrufen. Für ihn war das in Ordnung. „Ich richte mich da nach Ihnen. Wenn Sie wieder eine Ultraschalluntersuchung möchten, sagen Sie es mir." Ich habe ihm gesagt, wie gut es mir tut, ernst genommen zu werden. Als er mir zur Verabschiedung die Hand gegeben hat, hat er mich noch mal sehr bewusst angeschaut und meinte: „Das, was Sie gesagt haben mit dem Gottvertrauen, das hat mir gut gefallen."

Jahre später hat mir der Arzt erzählt, er habe bei dieser ersten Begegnung deutlich gespürt: Ich muss diese Frau und dieses Kind beschützen. Dazu sollte es bald wieder eine Gelegenheit geben. Weil ich den Arzt als meinen und Johannes' Beschützer erlebt habe, nenne ich ihn immer Beschützer-Arzt.

Der weitere Verlauf der Schwangerschaft – Johannes kündigt sich an, auf seine Weise

3

Die Begegnung mit dem Beschützer-Arzt hatte mir sehr gut getan. Körper, Geist und Seele waren wieder zur Ruhe gekommen. Nach wie vor hatte ich die Möglichkeit, ein behindertes Kind zu bekommen, verdrängt. Auf ganz andere Weise und ich würde sagen auf mir gemäße Art und Weise hat sich das *andere Kind* so langsam angekündigt.

Auffällig oft habe ich andere Mütter, die schon mehrere Kinder hatten, gefragt: „Kann ich eigentlich ein zweites Kind überhaupt so lieb haben wie das erste Kind?" Dazu muss ich erläuternd sagen: auf mein erstes Kind konnte ich mich innerlich und äußerlich so richtig gut einstellen. Ich hatte schon einige Jahre Berufsleben hinter mir, so dass ich mich auf etwas Neues in meinem Leben freute. Außerdem fühlte ich mich innerlich reif genug, mich einem neuen Wesen mit ganz viel Liebe zuzuwenden. Irgendwie konnte ich mir nicht vorstellen, das wirklich wieder zu erleben, was ich an Liebe und auch an Gelassenheit mit meinem ersten Kind erlebt habe. Deshalb diese Frage an andere Mütter: „Kann ich ein zweites Kind überhaupt wieder so lieb haben wie mein erstes Kind?" „Natürlich, versicherten mir alle." Meine Seele oder das Kind in mir hatten mich auf etwas anderes hinweisen wollen: *Du* wirst das, was du mit dem ersten Kind erlebt hast, nicht wieder erleben. Viel Liebe wird es da schon geben, und wie viel, aber eine andere, nicht diese natürliche, kreatürlich gewohnte Liebe.

Johannes war genau die Antwort auf diese bange Frage von mir: „Kann ich ein zweites Kind so lieben wie meine Tochter? Die Liebe zu und mit Johannes ist anders, nicht negativ anders, positiv anders. Die Liebe, die ich für ihn habe, war und ist eher *außergewöhnlich,* anders als die *natürlichen* Liebesbande, wie ich sie meiner Tochter gegenüber kenne.

Das Anderssein von Johannes hat sich mehrfach unauffällig angekündigt. Z. B. bekam unsere Tochter in der Zeit der Schwangerschaft mit Johannes das Buch „Irgendwie Anders" von Kathryn Cave und Chris Riddell geschenkt. Das real erlebte Anderssein von Johannes werde ich an späterer Stelle beschreiben.

Die – im Nachhinein – schönste Ankündigung von Johannes' Anderssein war das geschenkte Buch „Tranquilla Trampeltreu" – *die beharrliche Schildkröte,* von Michael Ende, Manfred Schlüter, Wilfried Hiller. Dieses Buch und seine Botschaften über Johannes möchte ich in einem eigenen Kapitel beschreiben.

Das andere Kindlein in mir hat sich auch noch auf eine andere Art angekündigt. Ich hörte so etwa ab der Mitte der Schwangerschaft in meinem Ohr immer wieder folgende *Ankündigung:* Lebe so, dass etwas völlig Unerwartetes in dein Leben treten kann. Ich hatte bei diesem Satz Angst, es könne meinem Mann oder meiner Tochter etwas passieren. Doch in dem Satz hieß es ausdrücklich, „dass etwas Unerwartetes in dein Leben *treten kann".*

Äußerlich verliefen die mittleren Schwangerschaftsmonate ruhig. Mir ging es in dieser zweiten Schwangerschaft zwar längst nicht so gut wie in meiner ersten Schwangerschaft, in der die sogenannten Glückshormone mir eine wunderbare Zeit beschert hatten. Aber immerhin, ich war froh, dass wieder so etwas wie Ruhe in mein Leben eingekehrt war. Diese Ruhe hielt an bis zum 8. Schwangerschaftsmonat. Da bekam ich plötzlich ganz schlimme Bauchschmerzen. Ich kann sie nur vergleichen mit den Ohrenschmerzen bei einer Mittelohrentzündung. Ich fuhr sofort zu meinem Beschützer-Arzt, er ließ Blut abnehmen, das Ergebnis war in Ordnung, also bis dahin gab es keine Entzündung im Körper. Weitere gynäkologische Untersuchungen ergaben auch keine auffälligen Befunde. So fuhr ich wieder heim, die Schmerzen wurden nicht weniger, ich kontaktierte die Hebamme. Sie fragte nach allem Möglichen, konnte auch nichts Schlüssiges diagnostizieren, sie telefonierte mit einem ihr bekannten Arzt. Das Ergebnis war: sie nahm mich mit ins Klinikum. Weil ich schwanger war, kam ich auf die gynäkologische Station. Dort versuchte man herauszufinden, was diese Schmerzen verursachte. Das war natürlich nicht einfach. Eine Schwangere im achten Monat kann man nicht röntgen. Eine Ultraschalluntersuchung der Bauchorgane ist auch nicht durchführbar, weil das Kind im Bauch alles verdeckt. Nach sechs Stunden intensiver Bemühungen – es war inzwischen zwei Uhr in der Nacht – hat man die Untersuchungen abgebrochen, mehr oder weniger ohne eindeutiges Ergebnis. Am nächsten Tag wurde ich dann noch urologisch unter die Lupe genommen – kein Befund. Schließlich wurde noch ein Bauch-Chirurg zu Rate gezogen. Das machte mir Angst, denn – wie jeder weiß – das Werkzeug des Chirurgen ist das Messer.

Alle Untersuchungen und Beratungen zusammen ergaben, dass irgendwo in den Bauchorganen eine Entzündung sein musste – wahrscheinlich im Dünndarm. Das Kind in mir hatte sich kaum bewegt. Es hatte fast die ganze Zeit die gleiche Position inne und hatte dabei immer sozusagen auf die gleiche Stelle gerieben. Das war auch die Erklärung, die mir am plausibelsten erschien. Ich wurde mit entsprechenden Medikamenten behandelt.

Glücklicherweise leben wir in einer Zeit, in der man solche Krankheiten während einer Schwangerschaft effizient behandeln kann. Noch vor 50 Jahren wäre ich mit Sicherheit samt Kind in mir an dieser Krankheit gestorben. Dieser Gedanke hat mir geholfen, die Schmerzen und die schweren Tage durchzustehen.

Nach ungefähr einer Woche ging es mir besser, doch ab jetzt wurde ich unentwegt gynäkologisch untersucht: CTGs über CTGs, bis ich mich gewehrt habe. Das CTG (Cardiotokograph) ist ein Herzton-Wehenschreiber, der über zwei auf dem Bauch befestigte Elektroden und einen Schallempfänger die Wehenstärke und die kindliche Herzschlagfrequenz aufzeichnet. Ich war auch körperlich zu schwach für ständige Untersuchungen, deren Sinn ich außerdem nicht gesehen habe. Es wurden neben den CTGs auch noch Ultraschalluntersuchungen vorgenommen. Ich hatte aber meinerseits kein Vertrauen in diese Untersuchungen; der behandelnde Arzt schaute immer auffällig angestrengt auf den Bildschirm. Es kam mir so vor, als ob der Arzt nicht scharf sieht. Nach einer dieser Untersuchungen wurde mir offenbart, was man gesehen hat: „Das Embryo ist nicht groß genug für sein Alter. Es wird nicht richtig über die Nabelschnur versorgt, das Kind drückt diese immer wieder ab. In Anbetracht dieser Tatsache ist es besser, das Kind per Kaiserschnitt auf die Welt zu bringen. „Im 8. Monat?" fragte ich sehr besorgt. Irgendetwas hatte ich im Kopf in Bezug auf 8. Schwangerschaftsmonat und nicht ausgereifte Lungen.

Ich hatte ein ganz schlechtes Gefühl bei dem Gedanken an einen möglichen Kaiserschnitt. Ich hatte nämlich ganz tief in mir kein Vertrauen in die Untersuchungsergebnisse. Aber genau das konnte ich nicht so einfach kommunizieren. Was sollte ich sagen? Etwa: „Ich traue dem nicht, was Sie auf dem Bildschirm sehen." Die Ärzte hatten sich bis dahin schon sehr um mich bemüht. Auch mein Mann wollte einen Kaiserschnitt reiflich überlegt wissen. Aber wie sollten wir, ohne die Ärzte zu verprellen, unsere Sicht der Dinge kommunizieren?

In diesen ganzen unklaren Verhältnissen kam mir auf eindrückliche Weise der kleine, noch ungeborene Johannes zu Hilfe. Er *beriet mich* in einem Traum: *Das Kindlein in mir sagte, wir stehlen jetzt gemeinsam das Ultraschallgerät, entfernen und zertrümmern dieses blöde Ding. Mein Kind und ich, wir finden das Gerät, ich trage es auf meinem dicken Bauch. Das Kind streckt seine Fäustchen raus aus dem Bauch, um mir zu helfen (im Traum geht so etwas . . .). Es war so niedlich. Wir steigen auf das oberste Stockwerk des Krankenhauses und schmeißen das Gerät runter und es zerfällt tatsächlich in tausend Stücke. Das Kind streckt seinen Kopf raus und nickt zufrieden.*

Dieser Traum war für mich richtungweisend. Ich wusste auf einmal: Lange oder kurze, freundliche oder unfreundliche Diskussionen: Kaiserschnitt ja, Kaiserschnitt nein, bringen gar nichts. Ich will keinen Kaiserschnitt, weil ich davon den Sinn nicht sehe und ich brauche jemanden, der mich in meiner Haltung fachlich unterstützt. Ich dachte dabei an meinen Beschützer-Arzt, aber ich musste erst raus aus dem Krankenhaus. Die Ärzte hier werden mich nicht gehen lassen. Ich rufe meinen Beschützer-Arzt an und nach dem Telefonat weiß ich, ich muss das Krankenhaus auf eigene Verantwortung verlassen. So teile ich also den Ärzten mit, ich möchte heim. Auf eigene Verantwortung. Sie sind natürlich nicht begeistert. Sie werfen mir vor, ich hätte keine Verantwortung für mein Kind. Aus ihrer unklaren Sicht der Dinge hatten sie sogar irgendwie Recht. Meine Entscheidung stand aber fest: Ich verlasse das Krankenhaus. Endlich war ich nicht mehr dem Druck eines für mich nutzlosen Kaiserschnittes ausgesetzt, der mich in den vergangenen Tagen belastet hatte.

Es war Samstag und ich konnte noch am gleichen Tag meinen Beschützer-Arzt aufsuchen. Ich wollte natürlich haarklein wissen, was er seinerseits am Bildschirm beim Ultraschall wahrnimmt. Er befand auch, dass das Kind für sein Alter recht klein war; Größe und geschätztes Gewicht waren aber noch im Rahmen, fand er. Die Versorgung über die Nabelschnur funktioniere. Embryos spielen zuweilen mit der Nabelschnur, lassen aber diese los, wenn sie eine Veränderung in der Versorgung spüren oder so ähnlich.

Diese Erklärungen haben mich beruhigt und ich war heilfroh, auf mein Gespür und auf die Botschaft meines Kindes via Traum vertraut zu haben. Ich selbst war nun beruhigt, während der Beschützer-Arzt selbst sich ab jetzt doppelt in der Verantwortung fühlte. Von nun an – es waren noch circa fünf Wochen bis zum errechneten Entbindungstermin – wollte mein Arzt mich alle zwei Tage sehen und den noch verbleibenden Verlauf der Schwangerschaft ganz nahe verfolgen. Ich war zum zweiten Mal froh und dankbar, dass er mir aus der Patsche geholfen hatte. Einige Untersuchungen konnte er an die mich betreuende Hebamme delegieren. Auf diese Weise konnte ich einen guten Kontakt zu ihr aufbauen. Dieser Kontakt wurde später noch sehr wichtig für mich.

Es gab in den restlichen Wochen keinen Grund zu erneuter Aufregung. Alle aus unseren Familien wünschten mir nach all den Aufregungen eine unkomplizierte Geburt und endlich ganz viel *Normalität*.

Johannes kommt auf die Welt –
das Diagnosegespräch mit dem Arzt

4

Inzwischen war der letzte Schwangerschaftsmonat angebrochen. Im letzten Monat kann jeder Tag auch der letzte Schwangerschaftstag sein. So erledigten wir als Familie das, was wir in diesen Tagen noch zu erledigen hatten. Das Wichtigste für mich war eine spontane Unterbringungsmöglichkeit für unsere Tochter. So ein neues Menschlein kommt ja meist nicht zum errechneten Geburtstermin. Die Familie muss darauf vorbereitet sein, zu jeder Tages- bzw. Nachtzeit ins Krankenhaus zu fahren. Über die Spielgruppe vor Ort hatte ich nun Kontakte geknüpft und es gab eine Familie, bei der ich unsere Tochter gut aufgehoben wusste. Sie war schon oft zum Spielen dort. Glücklicherweise ist sie ein kontaktfreudiges Kind, das schon im Alter von drei Jahren gerne ohne mich spielen gegangen ist. Von anderen neuen Bekannten bekamen wir einen schönen Stubenwagen geborgt und so langsam aber sicher war das Nest bereitet.

Meinem Beschützer-Arzt habe ich in den letzten Schwangerschaftswochen ein paar Mal besorgt mitgeteilt: „Hoffentlich wird dieses Kind kein Kaiserschnitt! Ich möchte so gern wieder eine vergleichbare Geburt erleben wie bei meinem ersten Kind." Irgendwie hatte sich diese ganz andere Geburtssituation von Johannes schon angekündigt in mir. An diesen ängstlichen Äußerungen von mir habe ich das gespürt. Aber ich versuchte, ruhig zu bleiben und alles auf mich zukommen zu lassen.

Ein paar Tage nach dem Millenium-Silvester spürte ich in der Nacht leichte Wehen und mehr und mehr machte sich in meinem Bauch ein ganz anderer Schmerz breit, den ich aber nicht identifizieren konnte. Dieser Schmerz beunruhigte mich, weil er viel schlimmer war als die leichten Wehen. Ich selbst war unentschlossen, was ich nun tun sollte. Es waren noch mehr als zwei Wochen bis zum errechneten Geburtstermin und die Wehen selbst waren nicht so dicht aufeinander und nicht so heftig, dass ich meinte, ich muss sofort ins Krankenhaus fahren.

Inzwischen war auch meine Tochter wach geworden. Sie lag noch im Bett und sie bekam wohl mit, dass ich etwas ratlos hin- und herlief. Auf einmal sagte sie: „Mama, ich habe das Gefühl, das Kind will jetzt kommen." Dieser Satz wirkte so eindeutig auf mich und daraufhin „wusste" ich, was ich zu tun hatte. Ich war meiner Tochter dankbar für das sichere Gespür. Ich rief, noch in der Nacht, meinen Beschützer-Arzt an und erklärte ihm den Zustand mit dem undefinierten Schmerz und fügte hinzu: „Wir müssen doch einen Kaiserschnitt machen." „Aber, Sie haben mir doch mehrfach gesagt, Sie möchten keinen Kaiserschnitt." „Ja, natürlich, aber ich sehe keinen anderen Weg." Und so wiegten wir das Thema Kaiserschnitt hin und her und es tat mir gut, in meiner Sicht der Dinge ernst genommen zu werden.

So machten mein Mann, meine Tochter und ich uns mitten in der Nacht auf den Weg. Unsere Tochter wurde bei den Freunden herzlich in Empfang genommen und ich konnte mich nun auf das konzentrieren, was auf mich zukam. Wir landeten auf der Geburtsstation in einem sehr gemütlichen Raum, wie in einem gemütlichen Schlafzimmer. Dort wurde alles für die Operation vorbereitet. Kurz vor der Operation kam auch mein Beschützer-Arzt und ich fühlte mich gut aufgehoben. Die Operation dauerte weniger als eine halbe Stunde und bald befand ich mich im Aufwachraum. Mein erstes Gefühl war: oh, die Schmerzen sind weg. Allmählich dachte ich: Wo bleibt denn mein Kind? Ich rief nach dem Arzt: „Wo ist denn mein Kind?" „Es wird noch untersucht." Die Stimme vom Arzt klang auf einmal so anders. Diesen Ton in der Stimme von ihm kannte ich nicht. Mir schoss ein Lied von Reinhard Mey durch den Kopf: *Allein, wir sind allein, wir kommen und wir gehen ganz allein. Wir können von noch so viel Zuwendung umgeben sein, die Kreuzwege des Lebens gehen wir immer ganz allein.*

Ich wurde in ein Zimmer auf der Entbindungsstation gebracht: wieder allein. Mein Mann ist wohl beim Kind, dachte ich mir. So ist das halt beim Kaiserschnitt: der Vater, wenn er da ist, bekommt das Kind als erster in die Hand, so erzählten es zumindest alle, die Erfahrung hatten mit Kaiserschnitt. Mein Mann hatte nicht nur als erster das Kind gesehen, er war zu dem Zeitpunkt bereits vom Arzt über Johannes' Anderssein aufgeklärt worden, sehr freundlich, wie er mir später berichtet hat.

Mir stand die Aufklärungssituation noch bevor. Ich lag da, in einem Krankenhauszimmer, in freudiger Erwartung auf mein Kind. Endlich ging die Zimmertür auf, mein Mann und der Arzt kamen herein. Letzterer hielt ein kleines Päckchen im Arm, den bereits angezogenen Johannes. Ich muss sagen, beide, mein Mann und der Arzt haben sehr ernst dreingeschaut. Ich selbst war in der positiven Erwartung, endlich mein Kind im Arm zu haben. Und dann geschah etwas sozusagen Normales: der Arzt legte mir den Johannes in die Arme und sagte erst mal nichts. Er schaute eher mich sehr konzentriert an. Johannes selber war sehr zierlich, aber total süß. Und ansonsten sah er für mich *ganz normal* aus. Rein äußerlich ist mir im Gesicht oder am Kopf nichts Besonderes aufgefallen. (Die Down-Syndrom-Merkmale in Gesicht und Kopf sind bei Johannes nicht ausgeprägt, bis auf die Augenfalte.) Er sah so putzig aus, wie Kaiserschnitt-Kinder oft aussehen.

Nach einer Weile sagte der Arzt, in einem ruhigen, lieben Ton, mir zugewandt: „Der Johannes hat Down-Syndrom." Und ich antwortete darauf, eher erstaunt als bestürzt, weil Johannes nicht diese typischen Merkmale hatte: „Ja?" Da ich mein Kind schon eine kleine Weile auf dem Arm hatte – ich schätze mal drei Minuten – fügte ich nur hinzu: „Ich finde ihn aber total süß." Darauf erwiderte der Arzt etwas sehr Wichtiges und Richtiges: „Ich finde ihn auch süß." Ich glaube, kein Satz in meinem bisherigen Leben war so gewichtig wie diese fünf Worte aus dem Mund des Beschützer-Arztes. Mit diesen Worten und durch sein liebevolles Verhalten hatte der Arzt sehr dazu beigetragen, den emotionalen Nährboden in mir zu schaffen, dass ich dieses andere Kind annehmen konnte.

Zu dem Zeitpunkt gab es keine weitere detaillierte medizinische Aufklärung zum Thema Down-Syndrom. Das war auch gut so. Ich hätte gar nichts aufnehmen können. Da Johannes einen bei Down-Kindern häufiger vorkommenden Herzfehler hatte, konnte er in den ersten Tagen nicht bei mir auf dem Zimmer bleiben. Er wurde in eine Kinderklinik gebracht. Das hatte auch sein Gutes: So konnte ich mich in Ruhe mir selber zuwenden und weinen und reden mit meinem Mann, so wie ich es brauchte.

Der Verlauf der Aufklärungssituation ist eine Art *Startpunkt* bzw. ein wichtiger Meilenstein in der Beziehung der Eltern zu ihrem besonderen Kind. Diese Situation prägt sich lebenslänglich im Herzen der Eltern ein, besonders dann, wenn dieser Ausgangspunkt für die Eltern negativ gelaufen ist. Deshalb möchte ich diese so wichtige Situation etwas näher betrachten und durchleuchten anhand der Frage:

Welches Verhalten der Umgebung (Ärzte, Hebammen, Schwestern) unterstützt die Eltern bei der Annahme des besonderen Kindes?

Der Arzt, die Hebamme, die Schwestern müssen die Schwierigkeit der Situation für die Eltern, aber auch für sich selbst wahrnehmen und annehmen.

Mein Arzt hatte die Schwierigkeit der Situation wahrgenommen und die Aufgabe auf sich genommen, uns, den Eltern mitzuteilen, ihr Kind hat Down-Syndrom. Er hat nicht meinen Mann geschickt oder jemand anderen, um mir die Nachricht zu überbringen. Das ist eine sehr, sehr schwierige Aufgabe für einen Arzt. Einer Mutter, die sich auf ihr Kind freut, ein gesundes Kind zu bringen, das kann jeder. Aber den Eltern die Nachricht zu bringen: Ich gebe Dir jetzt ein Kind in den Arm oder Du hast ein Kind bekommen, das Du so nicht willst, das ist eine schwierige Aufgabe, sehr schwierig. Auf so eine Aufgabe wird ein Arzt in der Regel während des Studiums nicht vorbereitet. Wie kann ein Arzt sich auf so eine Aufgabe vorbereiten?

Theoretisch kann man sich auf so eine Aufgabe nicht vorbereiten. Meines Erachtens kann man das auch nicht aus Büchern lernen. Am besten kann man sich vorbereiten, indem man eine Familie mit einem Down-Kind kennen lernt in seinem persönlichen Umfeld, nicht als Patient. Wenn ein Arzt die Erfahrung macht, aha, es gibt einen kleinen Johannes oder eine kleine Katharina, die gut angenommen sind in ihrer Familie, sie entwickeln sich in einigen Bereichen mehr oder weniger langsam aber stetig, sie sind fröhliche Kinder usw., dann ist ein Arzt ganz anders vertraut mit dem Thema. Mit einer derartigen Vorerfahrung kann ein Arzt neuen Down-Kind-Eltern Zuversicht vermitteln, etwa in folgender Art: Dieses Kind kommt jetzt in ihr Leben, aber das ist kein Unglück. Ihr werdet in diese Aufgabe hineinwachsen und es wird ein besonderer Weg, mit Anstrengung, aber auch mit viel Freude.

Aus Erzählungen anderer bekomme ich immer wieder mit, wie ungleich leichter sich Eltern tun, die Erfahrungen mit Down-Kindern gemacht haben im Bekannten- und Freundeskreis.

Aus meiner Erfahrung heraus ist ein weiterer wichtiger Punkt: *Das freundliche Umgehen mit dem Kind:*

Ich habe berichtet, dass der Arzt selbst den Johannes liebevoll angefasst, in den Arm genommen und angeschaut hat. Das hatte für mich schon vorab eine bedeutende Botschaft: So, er hat das Kind seinerseits schon angenommen. Das half mir als Mutter, das Kind anzunehmen. Er hat das Kind mit Namen genannt, als er es mir in die Arme gab: „Der Johannes hat Down-Syndrom." Nicht etwa: „Der da hat Down-Syndrom." Er hat das Kind mit Namen angesprochen, das ist persönlich und umgibt das Kind mit einer Würde. Eine positive Stimmung steht im Raum. Und kurz darauf der Satz „Ich finde ihn auch süß". Das war genau richtig. Eltern brauchen zu dem Zeitpunkt keinen Hinweis auf spezifische körperliche Merkmale von Trisomie 21. Eltern, die dies erlebt haben, berichten, das dies zu dem Zeitpunkt sehr verletzend wirkt.

Das freundliche Umgehen mit dem Kind war für mich als völlig Unerfahrene eine so wichtige Orientierungshilfe. Ich werde noch an anderen Stellen berichten, wie sehr das freundliche Umgehen anderer mit Johannes mich selber gestärkt hat.

Geburtsanzeige:

Meine Wege sind nicht eure Wege,
Meine Gedanken sind nicht eure
Gedanken, spricht der HERR.

Am 4. Januar 2000
kam der kleine, süße

Johannes Peter

zu uns, in seine Familie.

Johannes, Du hast nicht nur
ein Chromosom mehr als wir.

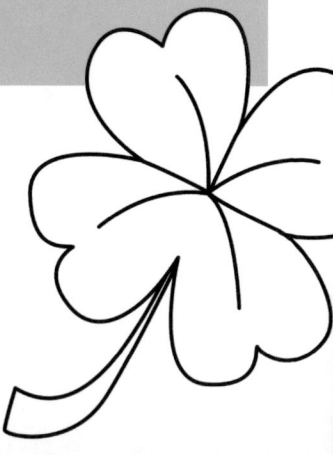

Von den ersten 5 Lebensmonaten hast du 3 in Kliniken verbracht. Während dieser 3 Monate hängte dein Papa gelbe Schleifen in die Catalpa; (in manchen Ländern) ein Symbol dafür, dass wir auf deine Genesung und dein Nachhause-Kommen warteten.

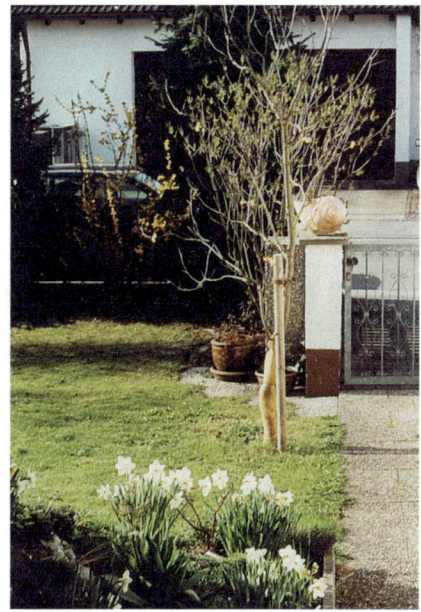

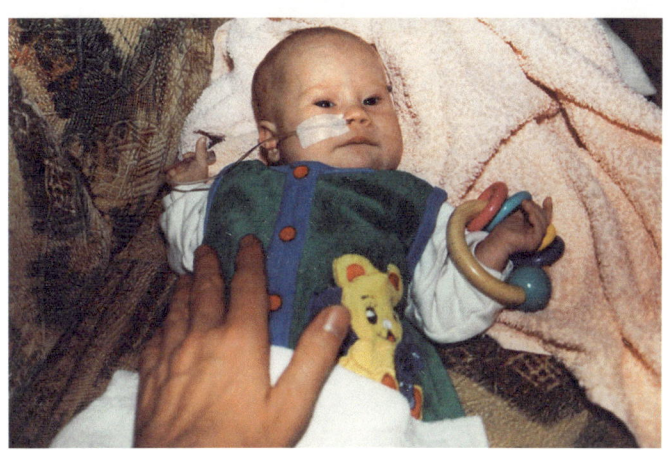

Nachdem du wochenlang um's Überleben gekämpft hast, kamst du endlich nach Hause, mit Sonde.

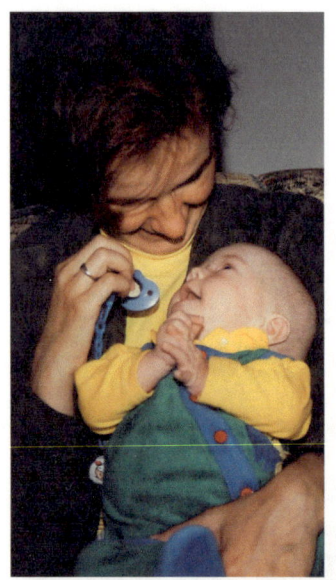
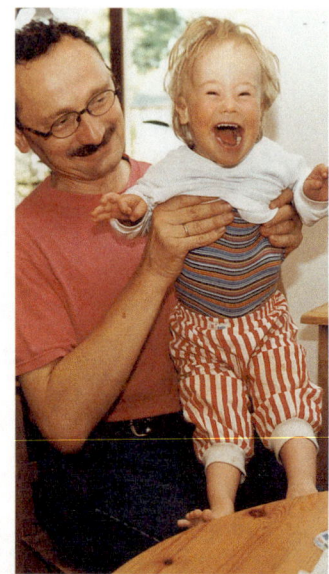
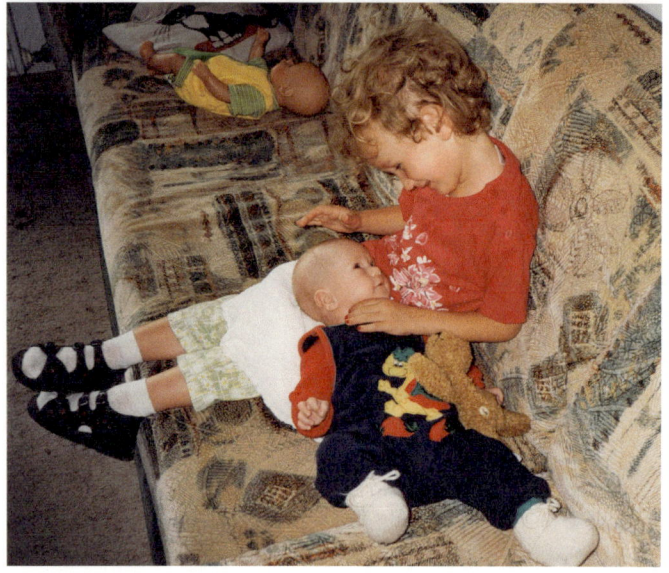

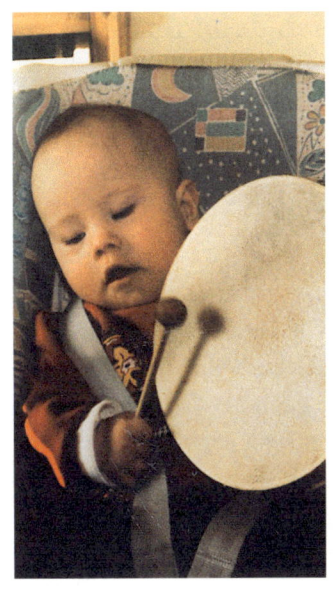

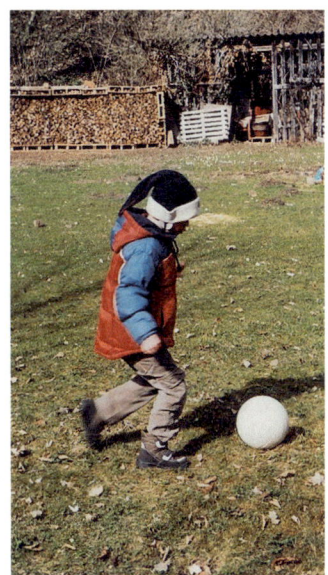

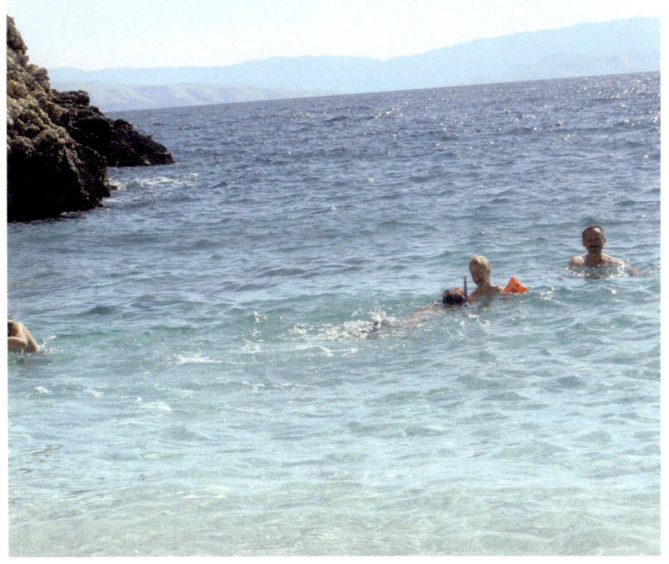

Die ersten drei Tage nach Johannes' Geburt: mein Karfreitag bis Ostern

5

Das einfühlsame Verhalten des Beschützer-Arztes, das süße Aussehen und das freundliche Wesen von Johannes haben mir in der ersten Stunde nach der Geburt geholfen, in Johannes ein Menschlein zu sehen, gegen das ich nichts haben konnte. Das war ein guter Start, aber eben nur ein Start. Nach dem guten Start ging es erst mal ganz anders weiter. Ich war nicht mehr ständig umgeben von meinem Beschützer-Arzt. Johannes kam in die Kinderklinik und ich konnte nicht konkret Kontakt mit meinem Kind aufnehmen.

Ich war auf einmal ganz allein. Ich fühlte mich ganz nackt einem schweren Schicksalsschlag ausgesetzt. Ich fühlte mich so, als ob mir der Boden unter den Füßen weggezogen worden wäre. Dieses Gefühl von völliger Orientierungslosigkeit und Einsamkeit drückte sich in einem Bild aus: Ich sah mich selbst wie im Weltraum herumgeschleudert. Ich wusste nicht mehr, wo oben und unten ist und um mich herum war alles dunkel bzw. undefiniert. Es war ein schrecklicher Zustand. Da dieser Zustand sehr schwer zu ertragen war, habe ich zunächst immer wieder versucht, die Realität vor mir selbst und auch vor meinem Mann zu leugnen. Immer wenn er zu mir kam, habe ich ihm im Brustton der Überzeugung gesagt: „Der Johannes sieht so

normal aus, ich glaube gar nicht, dass er Trisomie 21 hat."
Ich wollte die Realität nicht wahrhaben. Da die endgültige
Bestätigung des Down-Syndroms über die Blutuntersu-
chung noch ausstand, konnte ich die ersten beiden Tage
diesen Zustand des Nicht-wahr-haben-wollens mehr oder
weniger aufrechterhalten. Dieses Nicht-wahr-haben-
wollen hat sich wie ein Puffer zwischen mir und mein Ent-
setzen über diesen Schicksalsschlag gelegt.
Gleichzeitig wollte ich in den ersten beiden Tagen mit nie-
mandem Kontakt aufnehmen, weder mit einer engen
Freundin noch mit einer meiner Schwestern. Ich wollte
mich isolieren. Das Verdrängen einer möglichen Behinderung meines Kindes während der Schwangerschaft *„Ich
doch nicht, das ist ja gar nicht möglich"* war in den ersten
beiden Tagen nach der Geburt wieder das dominierende
Gefühl.
Nach zwei Tagen ist das Nicht-wahr-haben-wollen
zusammengebrochen und ich musste der bitteren Realität
unausweichlich ins Auge sehen *„O doch, es hat mich
getroffen."*
Ab diesem Zeitpunkt machte sich ein anderes Gefühl in
meiner Seele breit, so als hätte ich einen anderen Raum in
der Seele betreten: Ich war auf einmal zornig. Ich wurde
nicht mehr im Weltraum herumgeschleudert, sondern bin
ganz hart gelandet und habe innerlich geklagt und auch
den Herrgott angeklagt: *„Warum denn gerade ich? Warum
nicht jemand, der es im Leben bisher (in meinen Augen)
viel leichter hatte als ich?"* Ich konnte einfach nicht glauben, dass ich es nun so schwer haben sollte. Ich sah mich
von vielen Lebensmöglichkeiten ausgeschlossen. Meine
Wut und mein Groll richteten sich äußerlich an die

Schwestern. Ich war sauer, dass sie so bedrückt schauten, wenn sie in mein Zimmer kamen. Sie brachten mir ein Foto von Johannes aus der Kinderklinik. Ich wollte dieses Foto gar nicht haben und habe es unter das Nachttischchen geworfen.

Der Zorn über meinen Schicksalsschlag dauerte aber nicht so lange an, sondern verwandelte sich in ein mir vertrauteres Gefühl der Traurigkeit.

In dieser depressiven Phase gab es ein paar hilfreiche, rettende Begegnungen. Ein Lichtblick war eine der mich umgebenden Schwestern des Pflegepersonals. Sie schaute nicht mitleidig auf mich, wenn sie hereinkam. Sie schaute mich einfach an, mit ihren großen dunklen Augen. Sie beobachtete mich liebevoll. Endlich jemand, der *mich* anschaut und nicht seine eigenen negativen Gefühle auf mich projiziert, dachte ich. Ich lächelte sie an. Sie merkte, dass ich reden wollte. „Wie geht es *Ihnen*?" Ich habe mich so gefreut, dass sie nicht sagte: *„Sie, Arme!"* Mitleid zieht so nach unten und ich hatte mich so danach gesehnt, dass mich jemand ein wenig aufrichtet. Ich antwortete ihr, als ob ich ihrer Frage nicht traute: „Ja, der kleine Johannes hat einen Herzfehler, auch noch." „Ich weiß, ich wollte fragen wie es Ihnen geht bei all dem?" „Es lastet alles so schwer auf mir", sagte ich. Und dann habe ich ihr erzählt, dass Johannes so süß aussieht und dass mir das so gut tut. Und so kamen wir ins Gespräch. Am Ende habe ich erfahren, dass sie selbst Mutter eines besonderen Kindes ist und dann war mir natürlich klar, wieso sie so souverän mit mir umgehen konnte. Sie hatte selbst die Erfahrung gemacht, wie negativ mitleidige Reaktionen sind und wie aufbauend ein mitfühlendes Achten des anderen ist.

Das Gespräch mit dieser Schwester hatte eine Wende in meinen Zustand gebracht. Es hat mich aus meiner Isolierung herausgeholt. Ich konnte wieder reden mit einem Dritten. Natürlich habe ich in den ersten Tagen viel mit meinem Mann geredet, aber er war keiner aus der Außenwelt, sondern genau wie ich vom Schicksal getroffen.

Ein weiterer Lichtblick in diesen ersten drei Tagen war die Begegnung mit der Frau meines Beschützer-Arztes. Sie kam wegen einer formalen Sache an mein Bett. Sie war ganz schwarz angezogen und hatte lange schwarze Haare. Ihre Erscheinung passte zu meinem Karfreitags-Gefühl. Aber auf ihrem Gesicht war ein ganz entspanntes Lächeln. *„Sie schaffen das!"*, hat sie mir am Ende des Gesprächs gesagt und mich sehr ernst dabei angeschaut. Diese *Mut* machende Bemerkung hat mir sehr gut getan.

Mein Beschützer-Arzt selbst hatte in den ersten Tagen nicht viel Zeit übrig für mich. Der Stationsarzt fiel aus wegen Urlaub und er war alleine als Arzt auf der Station. Mein Beschützer-Arzt hatte seine Praxis direkt am Krankenhaus und war an beiden Stellen tätig. Er schaute sich natürlich das Kaiserschnittresultat an und sagte mir dabei, wie Leid es ihm tut, dass er zurzeit so wenige Freiräume für mich hat und dass dies für ihn so unbefriedigend ist. Aber es gab später Gelegenheit zu näherem Austausch. Wegen der Kaiserschnittoperation war ich in den ersten Tagen zusätzlich eingeschränkt. Der Herzfehler von Johannes, die Trisomie 21. Mein Arzt spürte, wie alles so schwer auf mir lastete. Er war auf einmal nicht mehr in der Rolle des souveränen Beschützer-Arztes, wie ich ihn bis dahin mehrfach erlebt hatte. Er konnte mich nun nicht mehr *herausholen* aus einer schweren Situation, wie er es vorher zwei Mal meisterlich geschafft hatte. Er stand nun neben mir, ohne ein Mittel der Macht in Händen, etwas am Zustand der Dinge ändern zu können. Er konnte nichts mehr für mich lösen. Aber: er *stand da, neben mir.* Er ist nicht abgehauen. Das war mir nun in der Situation das Wichtigste. Ich spürte einen geschätzten Mitmenschen neben mir, zu mir stehend, ich war nicht allein gelassen. Das reine *Da-Sein* eines guten, geschätzten Mitmenschen gibt Kraft, das Kreuz zu tragen. Dieser *Mit-Mensch* muss *nichts tun, kann nichts tun.* Das reine Mit-Sein, das Mit-Aushalten ist eine große zwischenmenschliche Leistung. Aktiv werden können ist dagegen viel leichter.

Seit dieser Erfahrung und weiteren Beistands-Erfahrungen im Zusammenhang mit Johannes liebe ich die Darstellungen von Jesus am Kreuz mit den dazugehörigen Mitmenschen, seine Mutter Maria und sein Jünger Johannes, die sich mit ihm unter das Kreuz gestellt haben. Dieses gemeinsame Zusammenstehen unter dem Kreuz ist eine Erfahrung, die zum Zeitpunkt des Erlebens von allen Beteiligten als schwer empfunden wird, aber danach als spirituelle Kostbarkeit gespeichert wird. Gott-mit-uns, oder welchen Ausdruck ich auch immer für eine solche Erfahrung benutze, habe ich hier sehr dicht erlebt. Die ersten Tage nach Johannes' Geburt waren sehr dicht an extremen menschlich-religiösen Erfahrungen.

Auch mein Mann hat in den Tagen eine wunderbare menschliche Beistands-Erfahrung gemacht. Mein Mann hatte es auf andere Weise schwer in diesen ersten Tagen, fand ich. Ich selbst war im Krankenhaus, umgeben von Pflegepersonal und Arzt, also in einem besonderen Fluidum abgestellt und aufgehoben. Mein Mann musste viel

50

früher Kontakt aufnehmen mit dem realen Leben draußen, er musste in die eigenen vier Wände zurückfinden, Menschen am Arbeitsplatz treffen usw. Er ging, als die Nachricht von Johannes' Herzfehler und Down-Syndrom-Diagnose noch sehr frisch war, zu der Familie, in der unsere Tochter gut aufgehoben war. Mein Mann hat sich in diesen schweren Stunden seines Lebens in der Familie auch gut aufgehoben gefühlt. Als er die Nachricht von Johannes' Anderssein mitgeteilt hatte, sind die Kinder ganz freudig um den Kamin herumgelaufen „Johannes ist geboren", „Johannes ist geboren." So zumindest hat mein Mann mir dies erzählt. Ihm selbst hat es gut getan, dass er nicht viel reden musste, keine detaillierten Erklärungen abgeben musste. Und: Es wurden seitens der Familie auch keine schlauen oder unschlauen Kommentare abgegeben. Das Wichtigste war – auch für ihn: „Ich konnte einfach am Tisch mit dabeisitzen, ich war nicht allein." Nach drei Tagen im Geburtskrankenhaus war es soweit, dass ich selber in das Krankenhaus wechselte, an das die Kinderklinik von Johannes angeschlossen war. Ich musste wegen des Kaiserschnittes meinen Krankenhausaufenthalt sowieso verlängern. Der dritte und letzte Tag im Geburtskrankenhaus neigte sich dem Ende zu. Für den Folgetag war der Transport in das andere Krankenhaus geplant und damit musste ich mich auf das Wiedersehen und Wiederannehmen von Johannes, meinem Down-Kind mit Herzfehler einstellen. Ich hatte ihn bis dahin nur in der Aufklärungssituation gesehen und im Arm gehabt und danach kurz verabschiedet, als er aufbrach in die Kinderklinik. Ich hatte sehr viel Angst vor dieser Begegnung. Dieses kranke Kind, wie soll ich mit ihm umgehen? Dieses arme Kindchen liegt im Inkubator (Brutkasten) und wartet schon seit zwei Tagen darauf, die Stimme seiner Mama zu hören und den Körper seiner Mama zu spüren. Und ich? Kann ich diesem kranken Kind diese Mama sein? Wollen tue ich das nicht. Ich hatte auch Angst davor, mich nicht mehr im Fluidum meines Beschützer-Arztes zu befinden, das mir in den ersten Tagen doch viel Halt gegeben hatte. Ich hatte Glück. Es war der 6. Januar, also in Bayern ein Feiertag. Auf der Station herrschte nicht die gewohnte alltägliche Betriebsamkeit. Mein Beschützer-Arzt konnte sich ein wenig Zeit nehmen. Ich sagte ihm, dass ich lieber noch ein bisschen im Krankenhaus in seiner Obhut bleiben wolle. „Ich weiß", entgegnete er. „Sie haben Angst vor morgen, vor der Begegnung mit Johannes morgen." „Ja total", seufzte ich, erleichtert darüber, dass ich so offen über meine Angst reden konnte. Und dann hat der Arzt sich neben mich ans Bett gesetzt, meine Hand gehalten, mich ganz fest angeschaut und mir gesagt, was er mir noch sagen wollte. Im Herzzentrum in München sei ich wegen Johannes' anstehender Herzoperation gut aufgehoben. Am Ende hat er mir viel Mut gemacht: „Ich habe Sie gut kennen gelernt in den vergangenen Monaten. Sie waren ja so oft bei mir. Sie schaffen das mit Johannes." Am Ende des Gesprächs war meine Angst nicht mehr so mächtig über mich.

Am Morgen des Folgetages lag ich in einem klapprigen Sanitätskrankenwagen. Der Sanitäter, der neben mir saß, war ein ganz fröhlicher Mensch. Wir haben miteinander gelacht und das hat mir gut getan. Die mutmachenden Worte meines Beschützer-Arztes klangen noch in mir nach. Ja, was ist Mut machen? Mut machen bedeutet nicht, die Dimension einer schwierigen Aufgabe herunterspielen oder verharmlosen. Es bedeutet auch nicht, den von der Schwierigkeit betroffenen Menschen auf einen Thron stellen. Es bedeutet, den Menschen groß machen. Wenn ein Mensch, wie ich damals, eine Aufgabe (Johannes) als zu groß empfindet, ich mich selbst aber angesichts dieser Aufgabe nicht groß genug fühle, dann lässt eine Mut machende Äußerung mich wachsen, so dass ich mich dieser Aufgabe gewachsen fühle.

Ich bin, Monat für Monat, an meiner Aufgabe gewachsen. Elisabeth Kübler-Ross, die bekannte Sterbeforscherin, hat viele Erfahrungen mit sterbenden Menschen gesammelt. Sie spricht darüber, dass wir Menschen uns, kurz vor dem Hinübergeleiten in das andere Leben, ganz intensiv an die Schicksalsschläge unseres Lebens erinnern werden: Sie sind der Keim dafür, dass wir wachsen können.[2]

Aber, so möchte ich hinzufügen, es braucht positive Umgebung, damit das Wachsen möglich wird, sonst wird der Mensch vom Schicksalsschlag erschlagen. Ich selbst hatte viel Glück, dass ich einen Arzt mit hohen seelsorglichen Fähigkeiten um mich hatte. Oder war *dieses Glück* doch die andere Seite meines *Gottvertrauens?* Mein Gottvertrauen *und* die Begegnung mit dem Beschützer-Arzt in dieser schwierigen Situation meines Lebens sind zwei Seiten einer Medaille.

---

[2] Vgl. Elisabeth Kübler-Ross, Über den Tod und das Leben danach, Silberschnur 1996, S. 44

Zwei Wochen mit Johannes in der Kinderklinik – zwischenmenschlich eine wunderbare Zeit

6

7. Januar 2000: Nun war ich endlich in den Räumlichkeiten, in denen auch mein krankes Kind untergebracht war. Zunächst oder aus Versehen bin ich in einem Vier-Bett-Zimmer untergebracht worden. Nein, hier bleibe ich nicht, in einem Raum neben drei glücklichen Frauen mit ihren gesunden Kindern. Das tue ich mir nicht an. Ich wollte in einem Einzelzimmer sein, auf einem Flur, wo ich nicht ständig glückliche Menschen anschauen musste. Für diesen meinen Wunsch hatte man Verständnis. Ich kam auf ein Einzelzimmer, weit genug entfernt von der normalen Entbindungsstation.

Wegen des Kaiserschnittes und der damit verbundenen Einschränkung wurde ich in einem Rollstuhl zu meinem Kind gerollt, das mit Herzfehler in einem Inkubator auf der Frühchen-Intensivstation lag. Ich, angeschlagen im Rollstuhl, mein Kind mit Herzfehler im Inkubator, nichts von dem Glanz und dem großen inneren Glück, das ich im Zusammenhang mit der Geburt meiner Tochter erlebt hatte. Ich sah Johannes verkabelt im Inkubator liegen und hatte alle Mühe, in meinem Zustand innerlich aufrecht zu bleiben. Auf einmal sagte eine freundliche Stimme neben mir, ein junger Assistenzarzt, der mich wohl beobachtet hatte: „Soll ich hier neben Ihnen sitzen bleiben?" „Oh, ja gerne!" seufzte ich. Ich fühlte mich durch sein Bei-mir-bleiben gestärkt. Eine Intensiv-Schwester legte mir das kleine Bündel Johannes in die Arme. Der hat sich so fest an mich gekrallt, als wollte er sagen: „Ich habe so auf dich gewartet. Jetzt lasse ich dich nicht mehr los." Als fügte er hinzu, hörte ich in meinen Ohren die Worte: „Nicht ihr habt mich erwählt, sondern ich habe euch erwählt." Diesen Satz kannte ich als christlich geprägter Mensch natürlich, aus einem anderen Kontext. Aber ich habe sofort gespürt und verstanden, wie dieser Satz in meiner Situation gemeint war. In mir war auf einmal ein Gefühl von *Ehre. Ehre macht groß.*

„Ist es wirklich so, dass du mich ausgesucht hast als Mutter für dich?" Und: „Traust du mir dieses besondere Mutter-Sein wirklich zu?"

Seit dieser Begegnung mit Johannes konnte ich die Beziehung, die Johannes zu mir hatte, in der gleichen Weise erwidern und ich spürte von Kopf bis Fuß, dass ich diesen besonderen Johannes angenommen hatte. Die Annahme, die in der Stunde der Geburt mit Hilfe des Beschützer-Arztes im Keim angelegt war, hatte sich nun entfaltet.

Ab dieser Stunde folgten wunderbare Dinge: Die Muttermilchbildung funktionierte. Die Hebamme, die im Krankenhaus nach mir schaute, konnte es gar nicht fassen. Das sensible System der Milchbildung wird so leicht gestört, gerade bei seelischen Erschütterungen der Mutter. Ich konnte Johannes nicht stillen, aber ich konnte die Milch abpumpen. Im Krankenhaus war ja dafür genug Zeit. Ich war so froh, dass ich ihm so etwas Gutes wie Muttermilch geben konnte. Außerdem arbeitete auf dieser Station die

Intensiv-Schwester Valentina, die meine Freundin ist. Ihre Tochter und meine Tochter, beide das erste Kind, waren im Kindergarten sehr gute Freundinnen. Meine Freundin hat mir erzählt, dass sie Dienst hatte, als Johannes eingeliefert wurde und dass sie sich gekümmert hat, so weit es ging. Das war für mich im Nachhinein so ein schöner und tröstlicher Gedanke, dass Johannes in den ersten beiden Tagen seines Lebens umgeben war von einer Frau, die eine besondere Beziehung zu mir und damit auch zu ihm hatte und von der er Liebe bekommen hat.

Die Freundin war gleichzeitig die erste Person aus meiner persönlichen Außenwelt, die von Johannes' Anderssein wusste und mit der ich in Kontakt getreten war. Sie war so wichtig für mich. Als ich ins Krankenhaus eingeliefert wurde, hat sie mich am Krankenbett aufgesucht, mit einem Blumenstrauß in der Hand und viel Strahlen in den Augen. So viel Normalität wie möglich. Das war genau richtig. Sie war als Intensiv-Schwester und ausgebildete Ärztin mit dem Thema Down-Syndrom und Herzfehler vertraut. Für sie hatte das nichts Erschreckendes und dadurch hatte sie auf mich als blutigen Anfänger im Umgang mit dem Thema eine sehr beruhigende Wirkung. Außerdem spürte ich, dass sie Johannes von Anfang an in ihr Herz geschlossen hatte: „Er ist so lieb!" sagte sie immer, wenn wir uns sahen.

Es war nur gut, dass ich noch im Krankenhaus war, in der Nähe von Johannes. Meine Tochter war bei Oma und Opa in Baden-Württemberg gut aufgehoben und wir telefonierten häufig miteinander. Im Krankenhaus hatte ich viel Zeit für mich selbst, was in dem Maße nicht möglich gewesen wäre, wenn Johannes sofort nach Hause gekommen wäre.

Ich brauchte mich um keine Mahlzeit zu kümmern, um kein anderes Kind usw. Ich hatte viel Zeit, bei Johannes zu sein. Ihm die abgepumpte Milch zu füttern, brauchte viel Zeit und viel Geduld. Johannes konnte wegen des Herzfehlers nur wenig am Stück trinken. Die Schwestern und ich freuten uns über jede fünf Milliliter Milch, die Johannes selber trank und die nicht über die Sonde gegeben werden musste. Die mich umgebenden Schwestern haben mich nicht nur angeleitet in den praktischen Dingen, sie waren für mich ein Vorbild im seelischen und praktischen Umgang mit Johannes, für mich, die ich ohne Erfahrung war. Ich hatte viel Zeit, die Schwestern zu beobachten: Sie sind so selbstverständlich mit Johannes umgegangen, wie mit jedem anderen Säugling auch. Sie haben mit ihm gelacht, Späßchen gemacht, geschimpft und alles das, was sie mit jedem anderen Kind auch gemacht haben. Sie haben sich mit mir über jeden kleinen Trinkfortschritt gefreut, Johannes liebevoll angezogen, ihn losgekabelt, wenn ich ihn mal wieder auf den Arm haben wollte. Und sie haben versucht, bei allem fröhlich zu bleiben und damit eine gute Stimmung zu verbreiten.

Eine der Schwestern hat mir gleich bei der Begrüßung im nüchternen, lieben Ton eine Bestätigung gegeben: „Seien Sie froh, dass Sie nicht abgetrieben haben. Wir erleben hier so viele schwere Dinge, mit denen Eltern fertig werden müssen. Dass, was kommen soll, passiert. Sie haben das richtig gemacht." Schwestern auf solchen Stationen leisten schwierige seelische Arbeit. Sie stehen in diesem Dreiecks-Verhältnis von medizinischer Versorgung (= Arzt, Schwestern) und Patient (= Kind) und Eltern. Sie verdienen meinen, unseren Respekt!

Da ich im Krankenhaus so gut versorgt war von den Schwestern und Unterstützung erfahren habe im Umgang mit Johannes, fühlte ich mich stark genug mit der Außenwelt Kontakt aufzunehmen.

Ich wollte nun mit meinen Geschwistern reden. Ich habe zwei ältere Brüder und drei ältere Schwestern. Intuitiv wollte ich zuerst mit meinen Brüdern reden. „Nicht gleich zu viele Gefühle, die mir entgegensprudeln", dachte ich. Lieber zunächst etwas sachlicher reden. So war es denn auch. Meine Brüder reagierten bei der Nachricht nicht atemlos oder erschrocken oder auf irgendeine Weise emotional überfordert. Dennoch war zwischen uns auch viel seelische Nähe da. Das hat mir gut getan. Mit meinen Schwestern habe ich dann über die äußeren und inneren Details reden können in dem Maße, wie es mir lieb war und es mir gut tat.

Meine Mutter war schon vor vielen Jahren gestorben. Mein Vater hatte die Nachricht von meinen Geschwistern erhalten. Seine Reaktion war gefasst und wohlwollend. Mein Vater war ein Mensch, der im Glauben viel Halt hatte und ich hatte später mehrfach den Eindruck, er hat für mich beziehungsweise uns gebetet. Das Gebet ersetzt nicht das Handeln, aber das Beten ist durch nichts anderes zu ersetzen, so ist zumindest meine Erfahrung.

Ich fühlte genug Stärke in mir, mit allen Außenstehenden reden zu können, selbst wenn diese nicht so reagieren würden, wie es für mich gut und angenehm war. Genug Stärke war mir wichtig im Hinblick auf die Begegnung meiner Tochter mit ihrem neuen Brüderchen. Ich hatte ihr am Telefon nach und nach die Details erzählt, die sie meines Erachtens wissen sollte, um mit ihren drei Jahren in die Begegnung zu gehen. In dem Alter kann ein Kind sich eine Intensivstation nicht wirklich vorstellen. Sie fand ihr Brüderchen süß und wollte, „dass es bald aus dieser Glaskiste rauskommt".

Zu Hause angekommen –
Aufgabe und Gnade

7

Leider ging die gute Zeit in der Kinderklinik zu Ende. Ich sah der Tatsache entgegen, dass ich ab nun in den eigenen vier Wänden auf eigenen Füßen stehen musste, nicht mehr umgeben von so viel Zuwendung und Unterstützung. Das geduldige Füttern musste ich alleine meistern, sieben Mal am Tag, weil Johannes nicht viel auf einmal trinken konnte, dazwischen abpumpen. Es war der Anfang von Jahren mit viel Sonderanstrengung und Unbequemlichkeit. Wie gut, dass ich die Berge der Belastungen, die vor mir lagen, nicht auf einmal sehen konnte.

Nach ein paar Wochen kamen meine Schwiegereltern für ein paar Tage, um mich ein wenig zu entlasten. Sie haben sich vorbildlich gekümmert. Für sie selber war das mit Johannes auch ein großer Einschnitt im Leben.

Wenn in eine Familie eine positive Veränderung eintritt, beispielsweise ein lange ersehntes Kind wird geboren, dann werden alle, von der Oma bis zur Kusine, von dieser Freude ergriffen. Wenn in einer Familie eine große Veränderung schwieriger Art eintritt, sind auch alle mental mit betroffen: Großeltern, Tanten, Onkel, Kusinen, Vettern. Alle in der Familie müssen damit fertig werden, dass ein anderes Menschlein in die Familie gekommen ist. Auch über ihr Leben ist etwas Fremdes, etwas das nicht ins gewohnte System passt, hereingebrochen; etwas, mit dem sie sich erst auseinandersetzen und anfreunden müssen. Wir Menschen sind in der Regel so gepolt, dass uns das, was nicht ins gewohnte System passt, zunächst unangenehm abstößt. Wir müssen uns zuerst mit diesem auseinandersetzen. Auch die Verwandten brauchen Zeit, das andere Menschlein anzunehmen. Jeder tut diesen Schritt auf seine Weise. Jeder braucht für diesen Schritt unterschiedlich lange, je nachdem, in welchem Wertesystem er sich seelisch unbewusst oder bewusst bewegt. Auch die Verwandten brauchen ein neues oder ein gewachsenes Selbstbewusstsein, wenn sie zu ihren Nachbarn sagen: „Mein Neffe hat Down-Syndrom." Jeder weiß, dass *so* ein Kind von der Umgebung nicht als normal angesehen wird. Auch als Tante oder als Kusine muss man mit unangenehmen oder zumindest unsicheren Reaktionen aus der Umgebung rechnen.

Im Laufe der Jahre habe ich mir für unsere Familien und mich oft gewünscht, sie könnten Johannes aus der Nähe erleben. Vieles kann man am Telefon oder online nicht kommunizieren. In der Nähe kann jeder schärfer erleben, wie schlimm, aber auch wie unschlimm ein Thema, in dem Fall ein besonderer Johannes ist.

Zu mir hatte mein Beschützer-Arzt in einem unserer Gespräche in Bezug auf Johannes' Behinderung gesagt: „Das Problem ist nicht das Kind, das Problem ist die Umgebung." Dieser Satz hatte sich bei mir ganz tief eingeprägt und mir war bei dem Satz klar: Dann muss ich halt immer das Selbstbewusstsein haben für beide, für mich selbst und für mein Gegenüber." So habe ich das auch praktiziert, wenn ich mit Johannes im Kinderwagen unterwegs war. Ich war darauf gefasst, dass eine für mich unschöne Bemerkung fällt. Aber, glücklicherweise, hielten sich verletzende Äußerungen seitens der Umgebung im Rahmen. Im Falle von Johannes war es in der Tat umgekehrt: Das Problem war nicht die Umgebung, das Problem war Johannes wegen seiner vergleichsweise sehr, sehr langsamen Entwicklung. Er war knapp fünf Jahre lang ein Baby.

In der Summe war ich selber überrascht, wie liebevoll die meisten Menschen aus meiner Umgebung mit Johannes' Anderssein umgehen konnten. Unsicherheit war da oder dort zu spüren. Das finde ich jedoch angemessen und normal. Ich selbst war in Gesprächen in Bezug auf seine Behinderung sehr offen. Diese Offenheit – habe ich gemerkt – ist für das Gegenüber angenehm. Dem Gegenüber fällt es dann seinerseits meist leichter, zu dem Thema etwas zu sagen.

In den ersten Wochen mit Johannes daheim gab es in mir drin über Monate hinweg ein aussagekräftiges Bild: Vor unserer Haustür steht ein Kinderwagen mit einem kleinen Kind drin. Aber nicht das Kind ist der Mittelpunkt an diesem Kinderwagen, sondern: Aus dem Kinderwagen ragt ganz auffällig ein Schild. Auf der einen Seite des Schildes steht in großen Buchstaben das Wort Aufgabe, auf der anderen Seite des Schildes steht das Wort Gnade.

Wie passend kann ich dazu nur sagen, und das auf mehreren Ebenen. Zunächst: Das Kind ist nicht der Mittelpunkt des Kinderwagens. Das bedeutet, es geht im Falle von Johannes nicht nur darum, ein Kind zu bekommen und es großzuziehen.

Was mit Aufgabe gemeint ist, ist leichter zu beschreiben, als das, was mit Gnade gemeint ist. Gnade ist kein gängiger Begriff, den jeder mit einem Inhalt verbindet. Mit Aufgabe sind ganz klar die Bemühungen und Mühen gemeint, die Johannes' nicht Norm-Entwicklung mit sich bringen. Mit Aufgabe ist eine andere Qualität von Energie und Einsatz in der Erziehung gemeint, die eine Mutter für die Erziehung eines normalen Kindes glücklicherweise nicht braucht. Ich sage bewusst eine andere Qualität von Energie und Einsatz in der Erziehung, nicht ein höheres Maß. Ein höheres Maß von Energie und Einsatz in der Erziehung braucht eine Mutter, wenn sie vier anstatt zwei Kinder hat. Sie muss für vier Kinder die Kleidung beschaffen, sie muss mit vier Kindern zum Zahnarzt fahren und sie muss vier Kindern zuhören und auf vier verschiedene Wesensarten eingehen.

Johannes ist nicht in der Weise quantifizierbar. Ich kann nicht sagen, er wiegt so viel wie zwei bis drei Normkinder. Es ist nicht ein Mehr an Aufwand in der Quantität, sondern in der Qualität. Eltern von behinderten Kindern spielen in einer anderen Erziehungsliga. Die Anforderungen an die Eltern sind andere.

Die ganz andere Entwicklung von Johannes und die damit verbundenen Anstrengungen für die Eltern sind ein Teil der *Aufgabe Johannes*. Es ist auch der nach außen sichtbare Teil, den die Umgebung wahrnimmt. Für diesen sichtbaren Teil der Aufgabe ernte ich von der Umgebung immer wieder Mitgefühl, aber auch Respekt.

Für diesen sichtbaren Teil der Aufgabe, die ganz andere Entwicklung dieses besonderen Kindes zu handhaben, gibt es heutzutage glücklicherweise viel mehr Unterstützung als noch vor 30 oder 40 Jahren. Physiotherapeuten, Logopäden und Ergotherapeuten werden zu ständigen Begleitern der Mutter eines behinderten Kindes. Für diese Unterstützung bin ich auch immer wieder dankbar. Diese besonderen Kontakte zu den Profis gehören auch zum Schönen, was Johannes für mich mitgebracht hat. Es gibt für jedes Entwicklungsthema einen Ansprechpartner. Allein die Tatsache, über die Entwicklungsdefizite reden zu können mit jemandem, der *draußen* steht, entlastet ungemein. Die Entwicklungsdefizite des Kindes werden dadurch nicht behoben, aber leichter ertragen. Es ist wie mit allen Belastungen jedweder Art: Sie mitteilen zu können, entlastet ungemein.

Eine Familie mit einem besonderen Johannes braucht nicht nur passende fachliche Unterstützung, sondern auch passende praktische Unterstützung für die Betreuung des Kindes, damit die Eltern ein Mindestmaß an Bewegungsfreiheit haben. Diese praktische Unterstützung ist in Großfamilien vor Ort noch gegeben. Es gibt dann immer wieder eine Oma oder eine Tante oder eine ältere Kusine, die für ein paar Stunden das Kind betreuen kann. Wenn dieser familiäre Rahmen nicht gegeben ist, braucht es trotzdem die Unterstützung in Form einer zeitweiligen Betreuung des Kindes zur Entlastung der Eltern. In meinem Falle könnte ich mir mein derzeitiges Leben ohne *meine Gaby* nicht vorstellen. Ohne ihre Unterstützung im Rücken würde ich sehr eingeschränkt dastehen. Sie passt auf Johannes auf, wenn ich geplant oder spontan etwas vorhabe.

Oma Heidi war zeitweise auch eine vergleichbar wichtige und liebevolle Unterstützung in unserem Alltag mit Johannes.

Ich möchte im Zusammenhang mit dem Thema Aufgabe nicht missverstanden werden. Es gibt viele Kinder, die nicht als sogenannt behindert gelten und trotzdem von den Eltern eine andere Qualität an Einsatz erfordern. Es sind die Kinder, die Auffälligkeiten haben, die eine andere Zuwendung fordern, ob in sprachlicher, kommunikativer, intellektueller, körperlicher oder charakterlicher Hinsicht. Alles, was nicht im Normbereich liegt, bedarf besonderer Zuwendung. Hier leisten viele Mütter viel zusätzliche Herz- und Kopfarbeit, die nicht nach außen sichtbar wird. Viele Mütter müssen Dinge aushalten, von denen andere gar nicht wissen, dass es sie gibt. Und für dieses Aushalten gibt es weder Geld, noch einen Titel oder sonst eine Auszeichnung.

Ein anderer – schwieriger Teil der Aufgabe Johannes – ist die Einbindung des behinderten Kindes ins Familienleben. Er ist nicht einer von uns. Es braucht Rücksicht auf sein Anderssein. Im Klartext: Wenn in einer Familie ein neues, *normales* Menschlein dazukommt, müssen alle aus der Familie einen Schritt zurückgehen, um das neue Menschlein in den Kreis aufzunehmen. Das fällt manchmal leicht, aber längst nicht immer. Für die Geschwisterkinder bedeutet dies nämlich, die Mutter teilen mit einem neuen Geschöpf.

Dies kann für manches Kind – im schlimmsten Fall – zu einer Katastrophe werden. Es kann natürlich auch sein, dass die Freude über das neue Geschwisterchen überwiegt oder sogar, dass eine bisherige Lücke gefüllt wurde. Wie auch immer: ein neues Menschlein verändert das Sozialgefüge in der Familie.

Ein sich normal entwickelndes Kind ist bald in der Geschwisterreihe integriert, seine Geschwister sind seine Spielgefährten, mit denen es spielt, streitet und sich unterhalten und austauschen kann. Beim ersten Kind sind die Dinge ein wenig anders, es sind noch keine Spielgeschwister zu Hause vorhanden. Es muss außerhalb der Familie Spielkontakte aufbauen, wenn es danach Bedarf hat. Im Alter von drei Jahren ist ein sich normal entwickelndes Kind schon sehr selbständig. Dies können wir als Eltern erst schätzen, wenn wir erleben, dass es auch anders sein kann mit der Entwicklung. Im Alter von drei Jahren kann ein sich normal entwickelndes Kind alleine gehen, selber essen, in der Regel sprechen und auf die Toilette gehen, sich waschen und anziehen, mehr oder weniger und vieles mehr. Es kann schon mit anderen Kindern spielen. Es bedarf noch der Aufsicht eines Erwachsenen, aber der Erwachsene muss sich am Spiel nicht beteiligen.

Das alles ist mit einem behinderten Kind – wie Johannes – nicht möglich. Down-Kinder, die nahe an einer normalen Entwicklung dran sind, sind natürlich leichter integrierbar innerhalb der Familie und außerhalb. Sie können bald mit ihren Geschwistern spielen und außerhalb Anschluss finden an Spielgefährten. Wenn ich manchmal den Berichten von Eltern in der Down-Kinder-Selbsthilfegruppe lausche oder Berichte in der Fachzeitschrift lese, bin ich so erstaunt, wie unterschiedlich entwickelt und wie unterschiedlich integrierbar Down-Kinder sind.

An der Stelle möchte ich kurz erwähnen, dass die Vielfalt der Down-Kinder so groß ist wie die Vielfalt der normalen Kinder und zwar auf allen Ebenen, auf intellektueller, motorischer, sozialer, charakterlicher, gesundheitlicher Ebene. Down-Kinder sind zwar alle in mancher Hinsicht anders als Normkinder, aber sie sind untereinander auch sehr unterschiedlich. Ein Vergleich: Für uns Westeuropäer sehen alle Japaner zunächst ähnlich aus, weil sie gemeinsame Merkmale haben. Aber sie sind beim näheren Hinschauen alle sehr verschieden. So ist das auch mit Down-Kindern.

Meiner bisherigen Erfahrung nach entscheidet der Grad der Behinderung über die Integrierbarkeit des Down-Kindes. Johannes ist nur sehr eingeschränkt ein Spielgegenüber für andere Gleichaltrige. So erlebe ich es. Er ist aufgrund seines freundlichen und fröhlichen Wesens *akzeptiert*. Viele Menschen mögen ihn sehr gerne und fragen sofort nach ihm, wenn sie mich ohne Johannes sehen. Um miteinander zu spielen, müssen Kinder jedoch nicht nur gemeinsame Neigungen haben, sondern auch gemeinsame Fertigkeiten. Es gibt viele Fertigkeiten, die Normkinder einfach selbstverständlich können, die Johannes aber nur mit liebevoller Zähigkeit von allen Seiten und viel, viel Zeit zu beherrschen lernt. Respektive dieser Tatsache braucht es häufig eine Betreuungsperson in seiner Nähe. Alltag und Urlaub einer Familie, der ein Down-Kind wie Johannes zugefallen ist, gestaltet sich nur mit sehr viel Bedacht. Darüber hinaus bedarf es eines heiteren Gemütes, um das familiäre Leben mit ihm angemessen zu organisieren. Wichtige Menschen sind deshalb für unsere Familie die

Menschen, die uns bei der Betreuung von Johannes unterstützen. Diese Kontakte sind in keiner Weise selbstverständlich und deshalb kostbar. In allen Familien sind die Aufgaben, Einschränkungen und Belastungen einerseits und die angenehmen Seiten und die Ressourcen andererseits unterschiedlich. Im Falle eines besonderen Kindes jedoch sind die Aufgaben und Belastungen vielfältiger, deshalb braucht es auch vielfältigere Ressourcen.

Nun möchte ich wieder zurückkommen auf mein am Anfang dieses Kapitels beschriebenes Bild vom Kinderwagen und dem daraus herausragenden Schild *Aufgabe und Gnade*. Das Thema *Aufgabe* habe ich in seinen Schwerpunkten beschrieben. Nun möchte ich versuchen, das Thema *Gnade* etwas näher zu erläutern. Ich sage bewusst *versuchen*, weil es viel schwieriger ist, das Thema Gnade in diesem Kontext zu beschreiben als das Thema Aufgabe. Für mich selbst ist der Begriff Gnade einer der gehaltvollsten und wunderbarsten Begriffe überhaupt und ich benutze ihn auch mit einer gewissen Selbstverständlichkeit. Wenn dem nicht so wäre, hätte sich das Schild auch nicht diesen Begriff für mich ausgesucht. Ich erlebe, dass in meiner Umgebung kaum jemand diesen Begriff benutzt. Deshalb gehe ich davon aus, dass viele Menschen diesen Begriff nicht mit einem Inhalt oder einer Erfahrung füllen. Aus diesem Grund hole ich ein bisschen weiter aus.

Was ich mit Gnade meine, ist ein durch und durch religiöser Begriff, den ich nicht mit einem anderen nichtreligiösen Ausdruck wiedergeben oder übersetzen kann. Wenn ich versuche, das Wort Gnade mit dem Wort

Bereicherung zu umschreiben, verliert das Wort Gnade viel von seiner religiösen Dimension. Aber fürs Erste kann ich sagen, Gnade ist so etwas wie Bereicherung. Wichtig am Begriff Gnade ist mir die religiöse Dimension: *Gott* wirkt. Ich selbst kann Gnade nicht „herbeizaubern" oder in irgendeiner Weise machen. Der Handelnde ist Gott und ich bin das Gegenüber, das sich öffnet, also mitmacht. In der Gnade zeigt sich Gottes Größe u. a. darin, dass er der Initiator des Geschehens ist. Ich als Mensch zeige meine Größe darin, dass ich den Anspruch des Lebens wahrnehme und mich aufschwinge zu dem Prozess, den *mein Inneres, meine Seele und Gott im Grunde wollen.*

Mich fasziniert Gnade aus zwei Gründen.

Erstens: Gnade beinhaltet, dass Gott mich groß will. Er will, so wie ich, dass das, was er in mir veranlagt hat, sich entfaltet und gedeiht. Ein Leben lang gibt er mir die Zeit dazu. Wenn dies gelingt, entsteht eine Gewinner-Gewinner Situation. Ich stelle mir vor, dass Gott sich sozusagen dadurch gut fühlt, weil seine Idee von mir immer mehr Gestalt annimmt.

Und ich meinerseits fühle mich richtig gut, weil ich ich selbst bin, nicht fremdbestimmt, sondern von meiner inneren Stimme, von meinem Innersten bestimmt, in das nur Gott und ich Zugang haben. Wenn ich ich selbst bin, bin ich frei, erfüllt, zufrieden. Natürlich gelingt dies im irdischen Leben mit all seinen Bedingungen nur zum Teil.

In dem Maße, in dem ich erfüllt bin, *in dem ich innerlich keinen Hunger leide nach mir selbst,* in dem Maße kann ich dem Menschen neben mir etwas *Inneres geben.*

In materiellen Dingen ist es nicht anders: Nur ein gefüllter Geldbeutel kann Geld geben, ein leerer Geldbeutel muss erst mal aufgefüllt werden. Um im Bild zu bleiben: Gott will, dass ich zusammen mit ihm und anderen Menschen meinen seelischen Geldbeutel auffülle.

Ja, *Hunger leiden nach mir selbst,* damit bin ich beim zweiten Aspekt von Gnade, der mich fasziniert: Woher weiß Gott, wie der Hunger nach mir selbst *in mir* aussieht? In welcher Weise brauche ich Gottes Gnadenwirken? Worin bin ich nicht ich? Noch lange nicht ich vielleicht? Gibt es in mir Teile der Persönlichkeit, die ein Schatten-Dasein führen, die bisher keine oder zu wenig Zuwendung erfahren haben? *Positive* wie *negative* Seiten. Nicht nur Verletzungen und Traumata, sondern auch positive Seiten können ein Schatten-Dasein in mir führen, sind bisher nicht ans Licht geholt worden. Manchmal sagen ja Menschen: „Ich wusste gar nicht, das dies in mir schlummerte." Und sie freuen sich über die erstmals entdeckten Seiten in sich selbst. Dies kann ein Talent oder eine Charaktereigenschaft sein.

Gott weiß und spürt, wie ich in meinem Allerinnersten selbst (auch wenn ich es nicht im Bewusstsein weiß), was mir Not tut und kann *zusammen mit mir und den Menschen, die er mir auf den Weg schickt, Heil oder Licht wirken.*

Zusammenfassend kann ich bisher sagen. Gnade ist erstens: Wirken Gottes an mir und zusammen mit mir, zweitens: zu meinem Besten und zu meinem Heil.

Nun kommt als dritter Aspekt dazu: Gottes Mittel oder Gottes Weg, an mir Heil zu wirken. Hierin zeigt sich

Gott als eine mir übergeordnete Instanz. Wir können von uns aus einen guten Willen zeigen, um weiter zu kommen in unserem inneren Leben, in unserer inneren Karriere, in unserem Verhältnis zu uns selbst und zu anderen Menschen. Wir können Bücher lesen oder Filme anschauen, durch die wir Resonanz erleben zur eigenen seelischen Befindlichkeit, also eine Einsicht bekommen in unsere eigene Befindlichkeit. Wir können uns Anregungen holen bei Erfahrenen und vieles mehr. Gott sucht für uns aber einen Weg aus, den Er für richtig hält, für wirksam hält. Hierin ist er Gott. Gott hat andere Möglichkeiten als ich, meine innere Karriere anzukurbeln und mit mir zu realisieren. In diesem Sinne der Möglichkeiten kann ich gar nicht *groß* genug, nicht *anders* genug von Gott denken. In seinen Möglichkeiten übersteigt mich Gott total. Darin besteht in meinen Augen die Macht Gottes: Er hat Möglichkeiten, die wir Menschen nicht haben. Meine Möglichkeiten und meine Phantasie sind dagegen begrenzt.

Allerdings beinhaltet dies auch, dass Gott Mittel und Wege für mich bereithält, die ich als Mensch freiwillig nie aussuchen würde. Ich hätte mir niemals freiwillig einen besonderen Johannes ausgesucht. Aber bald nach Johannes Kommen habe ich erlebt und gespürt, dass dieser Weg mit Johannes so viele gute Seiten für mich und mein Leben mit sich bringt. Ich hätte dies alleine nie so hinbekommen. In diesem Sinne ist Johannes eine große Gnade für mein Leben.

Meine Erfahrung auch im Gespräch mit anderen Menschen ist folgende: Immer wenn ich erlebe, ich bin mehr ich selbst geworden, dann ist da Gnade im Spiel, auch wenn wir das Wort Gnade nicht kennen oder nicht benutzen. Es ist auch nicht so wichtig, das Wort zu benutzen, sondern seinen Inhalt zu erleben.

Johannes' schwere Krankheit – seine Taufe am Intensivbett

8

In den ersten Wochen mit Johannes zu Hause habe ich mich bemüht, zu realisieren, was mir wichtig ist: so viel Normalität wie möglich, so viel Extrabehandlung wie nötig. Ich habe die neuen Kontakte in mein Leben geholt und versucht, zwischen den vielfältigen Aufgaben auch schöne Stunden mit geliebten Menschen zu verbringen. Leider war die mühsam hergestellte Ruhe nur von kurzer Dauer. Johannes war gerade sieben Wochen daheim, als er eines Morgens gar nicht mehr selbst trinken konnte und auffällig atmete. Ich fuhr mit ihm zum Kinderarzt. Der Arzt horchte die Lunge ab, sie war nicht in Ordnung. Da Johannes' Herzfehler, der auch die Lunge betraf, noch nicht operativ behoben war, konnte der Kinderarzt die Verantwortung für eine sich anbahnende Lungenentzündung nicht übernehmen. Für Johannes und mich bedeutete dies: die Einweisung ins Krankenhaus.

Es hatte ihn schlimm erwischt. Ausgerechnet im Zeitraum zwischen Geburt und der bald anstehenden Herzoperation in einigen Monaten hatte er einen sogenannten RS-Virus eingefangen, der nicht harmlos war. Er musste künstlich beatmet werden. Auch andere Säuglinge ohne Herzfehler, die von diesem Virus betroffen waren, mussten meist künstlich beatmet werden.

Nun lag Johannes da auf der Intensivstation als schwerstkranker Säugling. Im beatmeteten Zustand ist ein Patient apathisch. Dem Patienten müssen starke Drogen gegeben werden, damit er das Beatmet-werden überhaupt verkraftet und die Beatmung erträgt. Wenn ein Mensch nicht mehr selbst atmet, befindet er sich in einem Zustand zwischen Leben und Tod. Johannes war nicht mehr er selbst in dieser Zeit. Es ging ihm nicht gut, es ging ihm jeden Tag schlechter. Ich wusste nicht, worauf das alles hinausläuft und was ich mir für ihn und für uns wünschen sollte. Ich konnte so wenig Kontakt aufnehmen mit ihm, dem kleinen verkabelten Patienten. Ich bin stundenlang neben ihm gesessen, seine Händchen haltend, in dem sicheren Gefühl, dass er meine Anwesenheit wahrnimmt.

Ein Lichtblick in diesen hoffnungslosen Wochen war die Seelsorgerin aus der Kinderklinik. Ich hatte sie in den ersten drei Wochen Krankenhaus mit Johannes nicht kennen gelernt. Umso mehr war ich überrascht, ihr dort auf der Intensivstation zu begegnen. Sie hatte mich begrüßt mit den Mut machenden Worten: „Ich habe gehört, Johannes ist in gute Hände gekommen." Dieser Einstieg stellte gleich eine positive Verbindung zwischen uns her. Sie hätte auch sagen können: „Sie Arme, sind Sie schon wieder hier!" Ich machte erneut die Erfahrung, was gute Worte bewirken können. Sie stärken das seelische Immunsystem. Der so gestärkte Mensch hält dann einfach mehr aus. In den Wochen im Intensivbettchen ging es für Johannes und für mich *nur* ums Aushalten. Keiner wusste, wie lange noch.

Die Seelsorgerin und ich haben, weil wir uns mochten, viel miteinander gelacht. Lachen stärkt ja bekanntlich das körperliche Immunsystem. So gab es immer einen Menschen, auf den ich mich freute, wenn ich ins Krankenhaus fuhr. Meine Tochter war in der Zeit im Kindergarten, so dass ich mich in Ruhe einlassen konnte auf das, was auf mich zukam.

Die Seelsorgerin und ich haben uns unterhalten über meine Ressourcen in Bezug auf Johannes, weil mein Mann und ich vor Ort keine Familie hatten. Es war gut und wichtig, mit einem unabhängigen Dritten die Ressourcen auf den Tisch zu legen und nüchtern zu betrachten. Es ist leichter zu sehen, was man nicht hat, als das, was man hat. Aber auch das, was man hat, soll man bewusst sehen, das stärkt. Mit Hilfe eines unabhängigen Dritten, so Vertrauen da ist, kann man die Dinge bewusster wahrnehmen und sortieren, auch wenn man nicht über alles explizit redet.

In einer Situation wie dieser sind die Menschen wichtig, die praktisch helfen, wie unsere Oma, die zur Betreuung der Tochter gekommen ist. Es sind die Menschen wichtig, denen ich mich mit meinen Gefühlen anvertrauen kann. In dieser schwierigen Situation war das damals u. a. mein Bruder, der mich mit seiner seelischen Kraft gestärkt hat. Es ist auch wichtig, die Kraft zu spüren, die in einem selbst liegt. Bei mir ist das mein persönlicher Glaube und damit zusammenhängend mein Optimismus und meine Fröhlichkeit. Es sind auch die vielen kleinen Dinge wichtig, an denen man sich erfreut und die einen selbst nähren. Ich kann mich gut erinnern, wie ich damals jeden Espresso, jeden Lippenstift, jedes geliebte Musikstück in mich aufgesogen habe. Jedes Lachen, jeder Spaß, den ich mit einem Menschen geteilt habe, waren ganz besonders

wichtig. Dinge, die in guten Zeiten so en passant mitge-
nommen werden, werden in Notzeiten existenziell. Des
Menschen Herz ist dann ganz anders dafür empfänglich.

Die Menschen früher haben gesagt: *Not lehrt beten.* Aus
der Erfahrung von damals mit Johannes kann ich hinzufügen: *Not lehrt genießen.* Ich meine nicht sinnloses Konsu-
mieren. Ohne das Genießen des Schönen kann der
Mensch das Schwere gar nicht erdulden, also tragen.

Last but not least möchte ich im Zusammenhang mit der
Seelsorgerin ein Detail erzählen, das mir damals viel
bedeutet hat: Wenn ich nach einem Besuch bei Johannes
aus dem Krankenhaus hinaus gegangen bin, hat die Seelsorgerin mich oft bis zur Ausgangstür begleitet. Dieses
Neben-Mir-Gehen der Seelsorgerin war für mich ein Bild
ihres seelischen Mit-Gehens in diesen Wochen von Johannes' lebensbedrohlicher Erkrankung. Das letzte Stück des
Weges bis zur Tür waren keine Stationsflure mehr, sondern es war ein Flur mit vielen großen Glasfenstern und
rechts und links hohen grünen Pflanzen. Diese hatten auf
mich eine positive Wirkung und waren so wohltuend. Ich
konnte schon in dieser Umgebung Abstand bekommen
von der Intensivstation mit allem, was dranhing. Das Grün
der Pflanzen. Grün ist die Farbe der Hoffnung, sagt der
Volksmund. Signale der Hoffnung habe ich gebraucht in
den Tagen.

Irgendwie wollte es nicht besser werden um Johannes'
Zustand. Tag um Tag verging ohne sichtbare Veränderung.
Nach drei Wochen kam die Veränderung. Johannes'
Gesundheitszustand hatte sich drastisch verschlechtert.

Es ist Sonntagmorgen. Ich möchte Johannes in der Klinik
besuchen. Ich freue mich, dass Sonntag ist. Das bedeutet,

mein Mann ist daheim und kann auf die Tochter aufpassen. Ich muss also die Betreuung für die Tochter nicht organisieren. Diese Erleichterung erfüllt mich mit so viel Schwung, dass ich mir in Ruhe anschaue, was ich anziehe. Ich ziehe mein braunes Wollkleid an mit beigefarbenem Pulli darunter, dazu meine Lieblingsschuhe und meine Lieblingsohrringe und ich fühle mich sonntäglich wohl in meiner Haut. Ich bereite mich auf meine Weise vor auf das, was kommen soll. Wir könnten auch zu dritt an diesem Sonntag in die Klinik fahren, aber es ist nicht so vorgesehen.

Als ich die Klinik betrete, sieht mich eine Dienst habende Schwester und schaut auffällig weg. Als eine andere Schwester auch auffällig wegschaut, als sie mich sieht, spüre ich sofort: irgendetwas stimmt nicht. Ich renne an Johannes' Bettchen. Er ist nicht nur verkabelt wie sonst auch, sondern ganz gelb. Und ich weiß sofort, es steht ernst um ihn.

Ich spreche eine Schwester an, aber sie sagt nur, sie dürfe mir keine Auskunft geben, nur der Dienst habende Arzt dürfe mich aufklären. Ich spreche noch eine Schwester an und sie gibt mir die gleiche Antwort. Und ich weiß auch sofort, dass der Dienst habende Arzt nicht in fünf Minuten neben mir sitzen wird, weil er, weil Sonntag ist, als Arzt alleine im Haus ist und eigentlich sowieso an drei Stellen gleichzeitig sein müsste. Ich versuche auch nicht länger die Schwestern weich zu klopfen, damit sie vielleicht doch etwas rausrücken von ihrer Information. So setze ich mich neben Johannes, halb ahnend, dass er lebensbedrohlich krank ist und warte auf den Arzt.

Da ich mein sehr krankes Kindchen nicht aus dem Intensivbettchen herausnehmen kann, suche ich die körperlich Nähe, die noch zwischen uns möglich ist. Ich lege seine Händchen in meine und von seinen Händchen geht die gleiche intensive Zärtlichkeit aus wie ich sie bisher bei ihm kennen gelernt habe. Ich bin sehr gerührt ob der Warmherzigkeit meines kleinen Kindes.

Irgendwann kommt endlich der Arzt. Er ist mir unbekannt, ich habe ihn in all den Wochen vorher unter all den mir bislang bekannten Ärzten nie gesehen. Die Chemie zwischen uns stimmt. Das nimmt der Begegnung den Schrecken. Mir fallen als erstes seine kräftigen Unterarme auf und ich denke, der kann zulangen, wenn es sein muss. Er spricht sogleich Klartext: „Der Johannes ist sehr krank. Aufgrund der Sepsis haben bereits Nieren und Leber versagt. Medizinisch kann man ihm nun nicht mehr viel helfen." Dann spricht er eine Frage aus, die ich in diesem Moment nie erwartet hätte: „Ist Johannes getauft? Das ist das einzige, was ihm jetzt noch helfen kann." Ich bin so beeindruckt von dieser Frage, dass ich nur stammeln kann: „Johannes ist noch nicht getauft, nein, nein, dazu gab es bisher noch gar keine Freiräume." Wieder spüre ich diese Erleichterung, mit der ich bereits heute Morgen losgefahren bin. Und die Begegnung mit dem Arzt gibt mir den Schwung, alles für eine sofortige Taufe in die Wege zu leiten. Ich weiß auch, dass es keinen Sinn macht, meinen Mann noch zu informieren. Alles würde viel zu viel wichtige Zeit kosten.

Ich nehme sofort Kontakt mit dem Hausgeistlichen auf, schildere ihm die Situation. Der Geistliche kommt auch bald, aber es kommt erst zu einem Streit zwischen uns. Er sagt zu mir: „Ich möchte eine richtige Taufe vornehmen, also mit dem kompletten Ritus, nicht nur eine Nottaufe." Diese Idee ist für mich sehr schön. Aber sogleich besteht er darauf: „Es ist doch schöner, wenn wir diese Feier zu einem anderen Zeitpunkt in einem anderen Rahmen durchführen, z. B. in der Klinikkapelle." „Das kann ja nicht wahr sein!" denke ich. Ich erkläre ihm, wie todkrank Johannes ist und der erzählt mir etwas von einem „schönen Rahmen". Ich beteuere noch einmal: „Der Arzt hat gesagt, dass Johannes todkrank ist, nicht ich. Ich nehme das sehr ernst, was der Arzt sagt. Und ich möchte, dass auch Sie ernst nehmen, was der medizinische Fachmann sagt." Er kann seine Idee von einem schönen Rahmen immer noch nicht loslassen, merke ich. Die Schwestern unterstützen mich dann, indem sie den todkranken Zustand betonen.

Im Rahmen der Vorbereitungen für die Taufe am Intensivbettchen fällt mir auf, dass der Geistliche innerlich nun ganz umgeschalten hat. Er hat den Ernst der Lage begriffen. Er will mich vorbereiten „auf einen schlechten Ausgang", habe ich das Gefühl. „Wenn der Johannes nicht überlebt, . . . , wenn der Johannes nicht überlebt, wird es ihn trotzdem immer geben." Dieser Satz hat mich gerührt und ich war wieder versöhnt mit dem Geistlichen. Zwei Gefühle schossen gleichzeitig durch mein Herz und meinen Kopf: Der Johannes *wird* nicht sterben, das wäre in gewisser Weise zu einfach. Dann wäre dieses ganze Thema Johannes mit all seinen Belastungen und Bereicherungen jäh zu Ende. Das glaube ich nicht. Johannes ist nicht zu uns gekommen, um dann so schnell wieder zu gehen. Und der andere Gedanke war: Johannes *will* nicht sterben. Der hat schon so schwere Anfechtungen überlebt.

Der kämpft. Diesen Gedanken teile ich dem Geistlichen mit und der ist sehr erstaunt, aber er kennt die ganze Vorgeschichte mit Johannes auch nicht.

Nach unserem Gespräch gehen der Geistliche und ich an das Bettchen von Johannes und der Geistliche beginnt mit seinem Ritual. Es ist nun wirklich *ein anderer Rahmen* als der, den ich von anderen Taufen kenne, bei denen ich dabei war. Ich bin nicht abgelenkt von äußeren Dingen, die bei „normalen" Taufen in einer schönen Kirche eine Rolle spielen. Es ist nicht wichtig, wer welchen Text vorliest oder wie „ruhig" das Kind bleibt während der langen Feier oder wie persönlich die Fürbitten sind. Bei dieser Taufe ist alles völlig anders – zumindest äußerlich betrachtet. Es gibt neben mir und dem Geistlichen nur noch einen Menschen am Bett. Das ist die diensthabende Schwester Magdalena (sie trägt den gleichen Vornamen wie unsere Tochter Marielène und das ist nun wirklich kein häufiger Vorname). Das rührt mich sehr an, damit ist meine „Große" für mich doch präsent.

Dadurch, dass so viele äußerliche Dinge wegfallen, kann sich eine andere Wirklichkeit leichter breit machen: eine religiöse Wirklichkeit. Wie soll ich es beschreiben? Gott *wirkt*. Gott wirkt *spürbar*. Die Engel von Johannes, denen er ja noch sehr nahe ist, weil er noch nicht so lange *Fleisch* angenommen hat, kommen mit vereinten Kräften. Auf einmal ist Ruhe und Frieden im Raum. Die Schlussgebete sind wie ein friedlicher Ausklang.

Als ich mich abends zu Bett lege, weiß ich, warum ich am Morgen das Bedürfnis hatte, mich schön zu machen. Meine Seele wollte sich einstimmen auf ein besonderes Erlebnis.

Diese besondere Tauffeier um Johannes war ein tiefes religiöses Erlebnis in meinem Leben und schenkte mir eine wichtige religiöse Erkenntnis: *Der Himmel wirkt auf seine Weise und wir können nur offen sein für das, was geschieht.*

Es ist wohl viel Kraft in Johannes gekommen durch die Taufe, denn es geht ihm von Tag zu Tag besser. Er kann zehn Tage nach der Taufe die Intensivstation verlassen. Es ist mein Geburtstag im Jahr 2000.

Johannes der Fröhliche

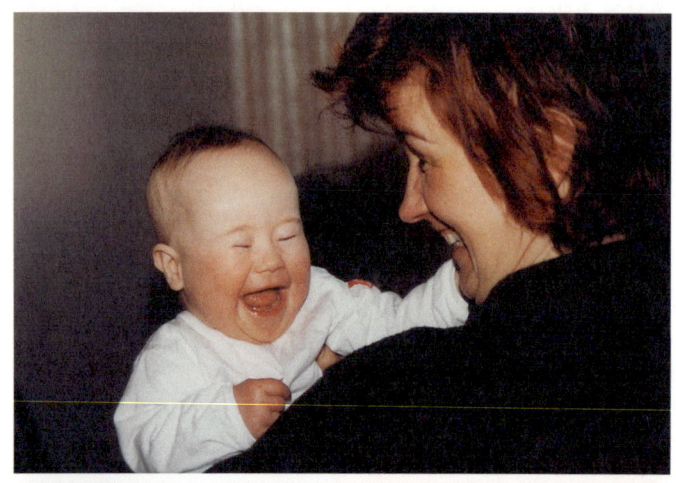

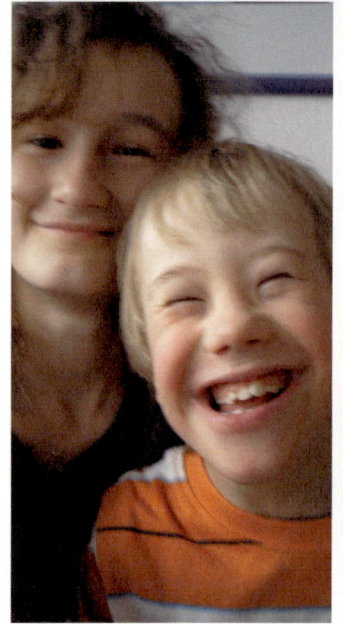

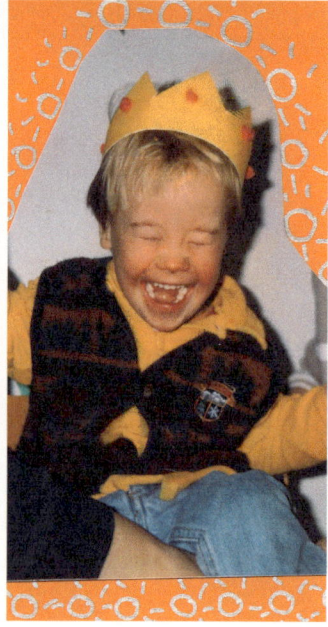

Johannes liebt kochen . . .

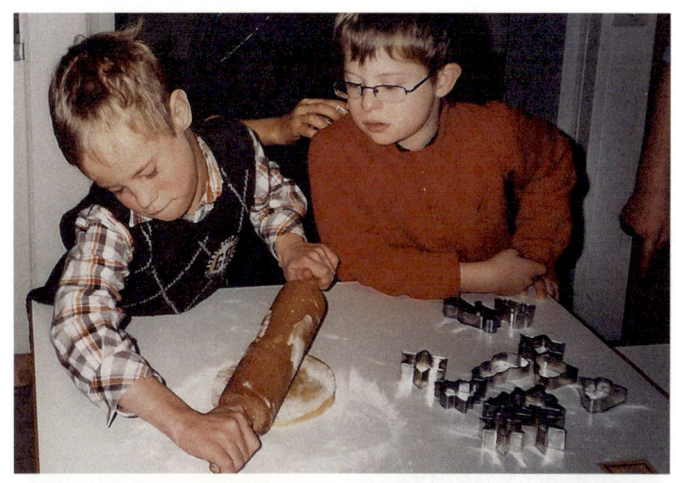

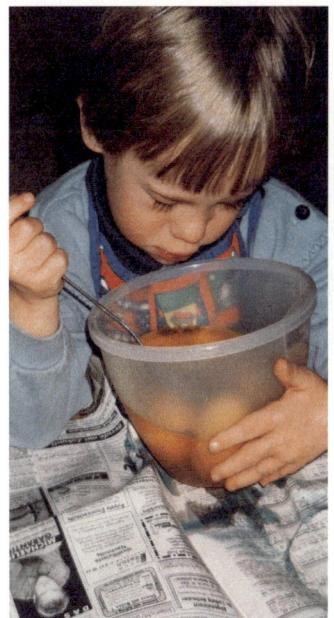
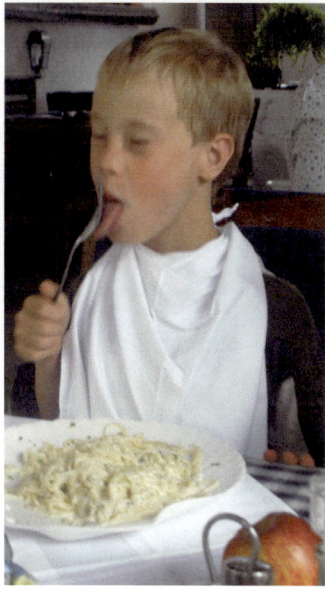

. . . und essen

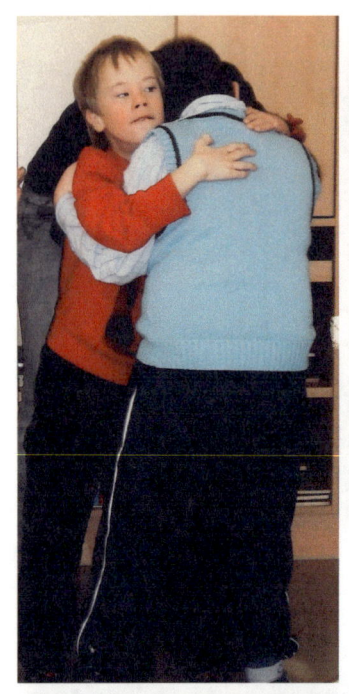

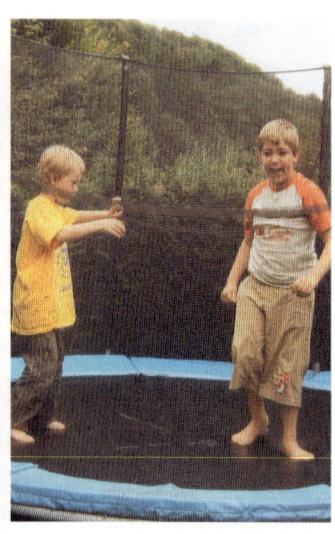

Johannes mit
seinen Freunden

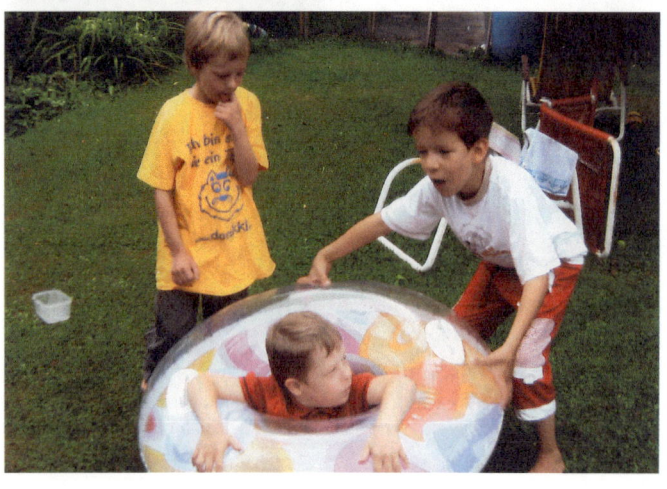

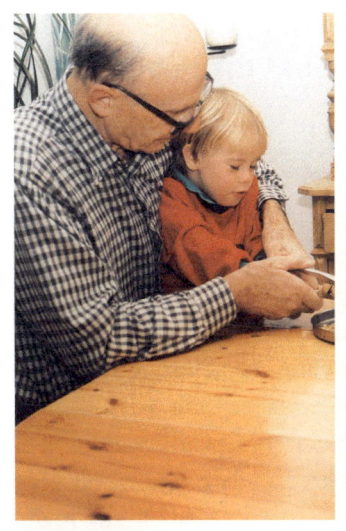
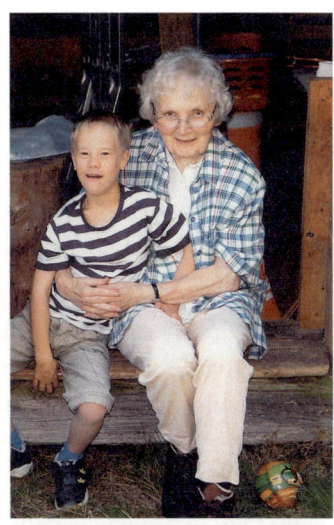
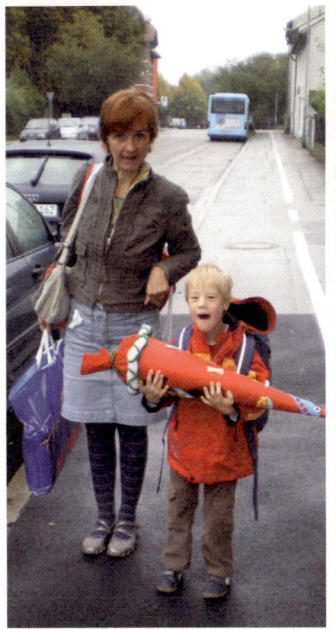
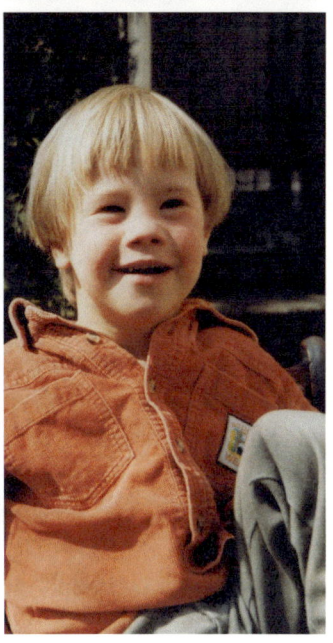

Die Herzoperation in München –
„Geh hin, dein Glaube hat dir geholfen."

9

Wegen des noch bestehenden Herzfehlers konnte die Lunge von Johannes nicht richtig ausheilen. Das Ärzteteam beschloss, die Herzoperation zeitlich vorzuziehen. Eines Morgens konnte ein Oberarzt mir endlich mitteilen, dass Johannes im Herzzentrum auf dem Operationsplan steht. Nun zog Johannes um von der Regionalklinik in die Spezialklinik, ins Herzzentrum nach München. Johannes selbst wurde mit dem Krankenwagen dorthin transportiert. Ich meinerseits suchte das Herzzentrum auf dem Stadtplan und traute mir zu, alleine hinzufahren. Mein Mann konnte mich aus beruflichen Gründen nicht begleiten. Es gab so viele gewichtige Termine um Johannes in den ersten Lebensjahren. Wenn er jedes Mal hätte mitfahren sollen oder wollen, hätte er gleich unbezahlten Urlaub für diese ganze Zeit nehmen müssen. Es hatte auch viele Vorteile, dass mein Mann vieles nicht hautnah miterlebt hat, so konnte ich meinerseits *nach Hause* kommen und jemandem berichten, der nicht mit dabei war. Das hat mir dann wieder den nötigen Abstand gegeben.
Also bin ich alleine nach München gefahren. Ich war vor Johannes dort. Auf dem Stationsflur fiel mir als erstes ein schätzungsweise dreijähriger Down-Junge auf. Ich kam gleich mit dem Vater ins Gespräch. Der Junge hatte auch

eine drei Jahre ältere Schwester. „Wie bei uns", dachte ich und fühlte mich gleich nicht mehr allein. Diese Familie war in gewisser Weise immer mit mir in den Herzzentrum-Wochen. Da die Eltern und ihre herzkranken Kinder von bundesweit herkommen, sind die Eltern bzw. meist die Mutter in der Regel im Wohnhaus für Eltern in der Nähe des Herzzentrums untergebracht. Es war also sehr einfach, mit betroffenen Eltern ins Gespräch zu kommen, weil die Eltern viel Zeit im Krankenhaus mit ihren Kindern verbringen. Sie waren nicht nur auf Besuch dort, sondern die meiste Zeit in der Nähe ihrer Kinder. Die Eltern, die zu Hause die Betreuung mehrerer Geschwisterkinder organisieren mussten, habe ich nicht beneidet.

Am Nachmittag des Einlieferungstages kam der Chef der Kinderabteilung zu Johannes ans Bett. Johannes ging es sehr schlecht, er konnte kaum atmen und war richtig grau im Gesicht. Der Chef-Arzt war sichtlich erschrocken und fragte mich: „Ist Ihr Kind immer so krank?" Ich sagte spontan: „Ja", was so nicht stimmte. Ich selbst hatte ihn lange nicht mehr so schwach erlebt. Doch es war richtig, dass ich Ja gesagt hatte, denn daraufhin ordnete der Chef-Arzt an, dass Johannes zum nächstmöglichen Zeitpunkt nach dem Wochenende operiert werde.

Wieder saß ich Stunden an einem Krankenbett. Neben mir lag ein eineinhalbjähriges Kind mit auffälligen Herzrhythmusstörungen, das nur schwer im Bett zu halten war. Es litt ja nicht. Mein Kind bleibt immerhin liegen, dachte ich mir und beobachtete das tobende Kind neben mir. Diese Mutter beneidete ich nicht.

Das Wohnhaus für Eltern an der Klinik war belegt, so dass meine Bleibe etwas weiter weg war. Am Abend dieses sehr ungewöhnlichen Tages machte ich mich auf den Weg zu meiner kurzfristigen Wohngemeinschaft im 5. Stock. Als ich in die Wohnküche kam, saßen dort schon einige Eltern und unterhielten sich über das sie verbindende Thema: Herzfehler und Herzoperation ihres Kindes. Acht von tausend Kindern haben einen Herzfehler. Das ist nicht wenig. Ein Vater erzählte von der Herzoperation seiner Tochter. Es war der Herzfehler, der fast nur bei Down-Kindern vorkommt, also der Herzfehler von Johannes. So lauschte ich also dem Gespräch. Zwischen seinen Ausführungen hat der Vater sich selbst immer wieder getröstet: „Aber Gott sei Dank hat meine Tochter nicht das Down-Syndrom. Das wäre ja viel schlimmer." „Viel schlimmer" ist es also bei uns, folgerte ich daraus für mich und wollte mich nicht an diesem Gespräch beteiligen. Im Wohnzimmer wurde geraucht, was ich ebenso wenig erbaulich fand. So zog ich mich in mein Zimmer zurück. Es war zu laut um zu schlafen; ich hatte das Gefühl, mein Bett steht auf dem *Mittleren Ring*. Irgendwann fiel mir siedend heiß ein, dass ich in der Schnelle mein Auto an einer Stelle geparkt hatte, wo es nur bis um 4 Uhr am Morgen stehen durfte. Also hatte ich noch etwas zu tun, bevor ich mich nach diesem anstrengenden Tag hinlegen konnte.

Auf der Station bei Johannes war es den Umständen entsprechend angenehm. Es war eine Art vor-der-Operation und nach-der-Operation Station. Nach der Operation würde Johannes zunächst auf der Intensivstation untergebracht sein. Mir fiel auf: überall waren Eltern und Großeltern; es gab viele Spielangebote für die Kinder, die nicht akut krank waren und dennoch auf ihre Herzoperation warteten. Was mir wohltuend auffiel, war die Tatsache, dass sehr bald ein Solidaritätsgefühl zwischen den Eltern entstand. Eine Mutter hatte mitbekommen, dass ich in den nächsten Tagen, noch vor der Operation auf eine Hochzeit eingeladen war, zusammen mit Mann und Tochter. Ich war im Zweifel, ob ich Johannes so lange alleine lassen konnte. Die Mutter hat so positiv und beharrlich auf mich eingeredet nach dem Motto: „Sie werden noch lange genug am Krankenbett sitzen müssen. Tun Sie sich was Gutes. Wir schauen schon, dass Johannes immer wieder ein bisschen Ansprache hat." Am Ende bin ich leichten Herzens auf die Hochzeit gefahren. Es war eine gute Entscheidung und ein schönes Erlebnis, auch für meine Tochter und meinen Mann. Ich saugte die gute Stimmung auf, tanzte und tankte gute Gefühle. Es war also genau richtig, mich für einen halben Tag loszureißen und uns anderen aus der Familie etwas Gutes zu tun. Daraufhin beschloss ich, nicht zu viele Tage am Stück in München zu bleiben, sondern jeden zweiten Tag nach Hause zu fahren zu meiner Tochter, also jeweils für einen halben Tag und für eine Nacht. „Wir telefonieren drei Mal am Tag, dann schaffe ich das schon, versicherte sie mir." So war es eine anstrengende, aber gute Lösung für uns alle. Es war mir klar: Ich kann meiner Tochter nicht nur immer die Mutter-Trennung zumuten und Johannes gar keine, nur weil er krank ist.

Der Operationstag rückte näher. Letzte Vorbereitungen wurden getroffen. Damit Eltern nicht vor Schrecken zusammenbrechen beim Anblick ihres frisch operierten Kindes werden sie auf diesen Anblick vorbereitet. Eine Intensiv-Schwester nahm mich mit auf die Intensiv-Station und zeigte mir dort zwei frisch operierte Kinder. Es war wirklich kein erheiterndes Bild, was sich mir da bot: Zunächst konnte ich vor lauter Kabel und Infusionen kein Menschlein erkennen. Zudem sahen die Kinder etwas entstellt aus, weil sie leicht aufgedunsen waren. Doch es war psychologisch wichtig, sich diesem Eindruck zu stellen. Mit diesem Eindruck im Herzen fällt es wahrscheinlich doch ein wenig leichter, dem eigenen Kind in diesem Zustand zu begegnen.

Nun ging es für mich noch darum, Einsicht zu erlangen in alle möglichen Risiken, die solch eine Operation mit sich bringt. Eine derartige Operation ist wirklich eine chirurgische Meisterleistung. Um am Herzen zu operieren, müssen seine Funktionen ja zeitweilig delegiert werden an eine sogenannte Herz-Lungen-Maschine. Allein dieses „Umstöpseln" von lebenswichtigen Blutgefäßen ist mit vielen Risiken verbunden. Die Eltern ihrerseits müssen ihre Einwilligung in die Operation geben und damit alle Risiken auf sich nehmen. Die Risiken sind auf ungefähr acht DIN-A4-Seiten beschrieben. Nachdem ich zwei Absätze der vor mir liegenden acht Seiten durchgelesen hatte und gespürt habe, dass die Kenntnisnahme der ganzen Risiken mich nicht wirklich beruhigt, habe ich den Arzt nur noch gefragt: „Wo ist die Stelle, an der ich unterschreiben muss?"

Wenn nicht alles dagegen spricht, bin ich immer für Zuversicht. So wurde auch kurz vor der Operation meine Zuversicht genährt in einem Gespräch mit einer jungen Ärztin. Sie erzählte, dass sie den Krankheitsverlauf von Johannes in der Kinderklinik durchgelesen hat. Am Ende des Gesprächs meinte sie: „Wenn das Kerlchen das alles überstanden hat, was in dem Krankenbericht geschrieben ist, dann wird die Operation für ihn eine Kleinigkeit." Ich traute meinen Ohren nicht, zumal sie diesen Satz so ohne jeden Zweifel ausgesprochen hat.

Mit diesem Satz im Herzen startete ich in den Operationstag. Johannes wurde in seinem Bettchen von einer Schwester abgeholt. „Ein persönliches Teil dürfen Sie in den Operationssaal mitgeben." Ich wollte ihm auf jeden Fall den Rosenkranz mitgeben, das Erinnerungsstück an seine Taufe und seinen Mond, eine Spieluhr, die er von seiner Schwester bekommen hat. Dies teilte ich der Schwester mit und ganz geistesgegenwärtig wickelte sie den Rosenkranz um den Mond. Ich durfte Johannes begleiten bis zu einem bestimmten Aufzug, von dem aus er in die *Heiligen Hallen* der Operationssäle gebracht wurde. Das war schon ein ganz großes Loslassen, das ich in dem Moment gespürt habe, als die Türen des Aufzugs zugingen. Und dann habe ich das umgesetzt, was die Ärzte in der Vorbereitung zur Operation geraten haben. „Verlassen Sie für die Dauer der Operation, also für einen halben Tag die Klinik. Laufen Sie bloß nicht wie ein aufgescheuchtes Raubtier im Zoo von einer Wand zur anderen und schauen auf die Uhr und warten und bangen, bis die vorgesehene Zeit um ist." Ich saß also bald im Zug nach Hause. Ich hatte mir für die Zugfahrt ein Buch zurechtgelegt und freute mich jetzt auf dieses Buch. Es war das Buch mit dem Titel *Dagmar*, der Erfahrungsbericht einer Mutter mit einem Down-Mädchen. Die Autorin dieses Buches, die Mutter der Dagmar habe ich nie persönlich kennen gelernt und doch war sie auf wundersame Weise in diesen Stunden meines Lebens meine Weg-Gefährtin. Ist so etwas nicht großartig? Die Begegnung mit der Frau – über dieses Buch – hatte mich so gepackt, dass ich die Operation fast vergessen hatte. Mein Mann und ich sollten erst am Abend des Operationstages in der Klinik anrufen und uns nach dem Ergebnis erkundigen. Es war einer dieser Anrufe, bei denen es nur einen Hörer gibt, aber vier Ohren gleichzeitig am Hörer kleben, um ja alles im Originalton mitzubekommen, was auf der anderen Seite gesprochen wird. Die Mithörtaste hatten wir wahrscheinlich vergessen einzuschalten. Die Ärzte konnten uns von einem ganz positiven Operationsergebnis berichten und als ich Johannes am Folgetag am Intensiv-Bettchen aufsuchte, lag da ein sehr normal aussehender Johannes, in keiner Weise entstellt. Er lag da, fast entspannt, keine Spur mehr von diesem Herz-Leiden, das in den vergangenen Tagen sein Gesicht so gezeichnet hatte. Er wirkte so, als wolle er sagen: „Mama, ich habe es geschafft. Lass uns nach Hause gehen." Er hatte sich sehr schnell von der Operation erholt.

Auf der Station war für Johannes eine Schwester zuständig, die selbst daheim einen gesunden Jungen mit dem Namen Johannes hat. Sie hat dieses Kind spät bekommen, hat sie mir erzählt. Zwischen ihr und mir und zwischen ihr und Johannes war ein ganz guter Draht. Krankenschwestern müssen hart und konzentriert arbeiten und es ist nicht immer einfach für die Schwestern, Übersicht zu behalten. Es kann sonst schnell ein Fehler passieren.

Die drei Wochen mit Johannes in München sind für mich untrennbar verbunden mit einem wunderbaren seelsorglichen Erlebnis, das ich in dieser Zeit hatte und das noch lange in mir nachgewirkt hat.

In den meisten Kliniken gibt es Seelsorger, mit denen die Patienten ins Gespräch kommen können, wenn sie das möchten. Ich selbst nehme gerne in solch einer Situation Kontakt zu Seelsorgern auf, aus reiner Neugierde, um zu erfahren, welche Seite des Menschseins bzw. des Glaubens dieser Mensch verkörpert. Ich denke, in der Seelsorge ist es wie überall, jeder kann eine Sache besonders gut, bzw. hat seinen Schwerpunkt. Der eine kann die Jugendlichen gut ansprechen, der andere fühlt sich am Krankenbett am richtigen Platz. Gott braucht für seine Sache die verschiedensten Talente.

Ziemlich am Ende meines Aufenthaltes in München gab es einen Gottesdienst in der Kapelle des Herzzentrums. Mir fiel gleich auf, dass der Geistliche an der Eingangstür stand und jeden einzelnen Patienten bzw. Angehörigen begrüßte und eine Weile mit ihnen redete. Das war möglich, weil in einen Gottesdienst in einer Spezialklinik maximal zehn Leute kommen. Nun stand ich vor dem Geistlichen, der mich herzlich begrüßte. Er verbreitete etwas Würdevolles, was mich sehr angesprochen hat. Wir sprachen über Johannes und den Stand der Dinge. Während des Gottesdienstes hat der Geistliche immer wieder einzelne Patienten mit Vornamen in seine Sätze einbezogen. Er hat sicher fünfmal namentlich Johannes erwähnt und ich fühlte mich dadurch sehr angesprochen, äußerlich und innerlich. Es war ein anrührender Gottesdienst für mich, weil so persönlich auf meine Situation zugeschnitten. Ich hatte im Anschluss an den Gottesdienst das Bedürfnis, dem Geistlichen dies mitzuteilen, ihm zu sagen, dass dieser besondere Gottesdienst mir Kraft gegeben hat. Er hat sogleich verstanden, was ich meinte und erklärte mir daraufhin: „Hier im Haus ist es so einfach zu predigen. Hier weiß ich bzw. erfahre ich sehr leicht, was jeden einzelnen bedrückt und kann dadurch viel persönlicher reden. In einem Gottesdienst von über 100 Leuten, weiß ich ja gar nicht, was den einzelnen drückt." Am Ende hat der Geistliche seine Hand auf mich gelegt mit den Worten: „Gehe hin, dein Glaube hat dir geholfen. Heute sagt man, deine Einstellung." Ich war so überwältigt von dieser Äußerung und habe lange dieser Formulierung nachgespürt: „Gehe hin, dein Glaube hat dir geholfen."

Die ersten Jahre mit Johannes waren voller Mühe und Belastungen. Ich bin in Krankenhäusern und bei Therapiemaßnahmen mit Menschen ins Gespräch gekommen, die schwere Belastungen zu tragen hatten. Aus diesen Begegnungen trage ich viele kostbare Erinnerungen in meinem Herzen. All dies hat mich viel über Glauben gelehrt. Ich benutze „glauben" auch gerne als Verb. Leben ist für mich In-Bewegung-Sein und „glauben" gibt diesem In-Bewegung-sein eine bestimmte Prägung.

In welcher Weise hat mir mein Glaube geholfen im Zusammenhang mit Johannes? Johannes war zum Zeitpunkt der Geburt zunächst für mich ein sogenanntes behindertes Kind. Seine Reichtümer haben sich mir erst nach und nach erschlossen. Ein behindertes Kind anzunehmen als eigenes Kind hätte ich nicht gekonnt oder nicht geschafft, vielleicht auch nicht getan ohne die Verbindung zu einer Instanz, die mich übersteigt. Diese Instanz nenne ich Gott. Meine Verbindung zu Gott ist die Grundlage meines Glaubens. Diese Verbindung spüre ich in mir, wenn ich mein Allerinnerstes sprechen lasse. Diese Verbindung spüre ich in einer vertrauensvollen Begegnung mit einem Menschen (auch wenn nicht gesprochen wird), diese Beziehung spüre ich in sogenannten „Zufällen", also wenn mir Dinge widerfahren bzw. zufallen, die außerhalb meines Machtbereiches liegen. Diese Verbindung gibt mir Orientierung im Wirrwarr der Lebensangebote. Diese Beziehung ist kein Sonder-Angebot, sondern kostet etwas – mein Vertrauen.

Wenn ich wieder mal auf meinem Lebensweg an einer Stelle angekommen bin, an der ein Ruf des Lebens an mich ergeht, an der mein Leben nicht nur weiter geht, sondern weiter werden will, dann ist auch diese Beziehung gefragt. Manchmal fühle ich mich wie ein Baum, der sich auch immer wieder neue Lebensringe erwerben muss. Wenn ich mich um einen neuen Lebensring erweitern muss, reagiere ich in der Regel zunächst mit Angst. Angst vor dem Neuen. Das ist normal – menschlich. Wir Menschen wollen zwar weiter kommen im Leben, aber wir wollen keinen Preis zahlen. Das ist auch normal – menschlich. Wenn das Leben oder Gott oder mein Inneres (Es ist nicht wichtig, welches Wort ich benutze für das Gemeinte, es geht um eine Erfahrung) mich über eine bestehende Grenze hinwegheben wollen, dann braucht es Vertrauen, weil ich nicht weiß, was in diesem neuen Lebensring alles auf mich wartet. Selig, die Menschen, denen Vertrauen leichter fällt, denn sie haben von Beginn des Lebens an gute Erfahrungen gemacht mit Vertrauen.

Wenn Jesus von „Glauben" spricht, dann meint er genau dieses Vertrauen. Vertrauen, dass der nächste Lebensring gut für mich ist, wenn ich ihn in Verbindung mit Gott gehe. Wenn ich meine derzeitige Begrenztheit spüre und mich öffne für den nächsten Schritt mit allem Unbekannten, dann vollziehe ich „glauben".

Der nächste Ring in die Lebendigkeit kann alles Mögliche sein: Ein Wachsen an Ich-Stärke, ein Wachsen an zwischenmenschlicher Liebe, der Eintritt in den Kindergarten, der Eintritt ins Berufsleben, das Wagnis in einen beruflichen Karriereschritt (weil ich mehr kann eigentlich), die Trennung von einer beruflichen Karriere (weil eine Werteverschiebung in mir stattgefunden hat), die Trennung von einem Menschen, die Annahme eines Kindes, das ich so nicht will. Und so könnte man diese Liste um viele Dinge mehr erweitern.

Vertrauen ist immer der erste und schwerste Schritt. Alle anderen Schritte ergeben sich. Ich muss dabei das Meine tun und meine inneren Augen und Ohren achtsam walten lassen. Meine Erfahrung ist, wenn ich das Meine tue, tut Gott das Seine.

Noch ein paar Dinge rund um den „Glauben" möchte ich nennen, die mir klar geworden sind. Zunächst:

Mir ist erst im Zusammenhang mit Johannes in aller Schärfe bewusst geworden, was für eine gewaltige Lebenskraft „Glauben" ist. Es ist wohl so, dass wir Menschen erst in der Drangsal (wenn das Leben etwas Inneres von uns verlangt) den Wert des Glaubens erleben können. Erst im Widerstand spüren wir das Gewicht und die Kraft der Dinge, die uns bewegen. Ob wir etwas wirklich wollen, spüren wir dann, wenn vieles dagegen spricht. Ob wir aus der Beziehung zu Gott Energie schöpfen, spüren wir erst dann in voller Schärfe, wenn wir auf diese Energie angewiesen sind und ohne diese Energie innerlich abrutschen würden.

Dann noch etwas Schönes rund um den Glauben: Die Verbindung zum Himmel ist eine Verbindung, die viel gibt und viel kostet. So wie jede andere tiefere Beziehung auch. Unsere Partner, unsere Kinder, Geschwister und Freunde bedeuten uns in der Regel am Meisten. Aber an ihnen müssen wir auch das Meiste ertragen. Sie kosten uns die meiste Liebes-Kraft. Diese Menschen lieben wir am meisten, aber um diese Menschen leiden wir auch am meisten. Ein Mensch, der mir innerlich nicht nahe steht, macht mich auch nicht leiden. Aber er gibt mir auch nichts Inneres. So erlebe ich auch Gott. Gott gibt viele Dinge, die wir uns nicht geben können und andere Menschen uns auch nicht geben können. Aber Gott erwartet auch viel – nichts Unmenschliches, aber menschliche Größe.

Und schließlich:

Die Verbindung zum Himmel ist sehr geheimnisvoll, weil sie so persönlich ist. Jeder muss einen Ort und eine Zeit finden, in denen Glauben einen Platz hat. Mit Zeit meine ich: Ich selber muss herausfinden, wann für mich die beste Zeit ist, um zu beten. Mit Ort meine ich: Gott hat uns Gemeinschaft mit anderen gegeben, damit wir im Glauben nicht alleine stehen.

Der von mir sehr geschätzte Religionsphilosoph Martin Buber sagt dazu: „Alle Menschen haben Zugang zu Gott, aber jeder einen anderen."[3]

---

[3] Duden, Nr. 12, Zitate und Aussprüche: Bibliographisches Institut & F.A. Brockhaus AG 2002, S. 745

Wieder ein schwieriger Start zu Hause – Menschen an meiner Seite

10

Nachdem die Herzoperation erfolgreich verlaufen war, konnte Johannes bereits nach einer Woche die Intensivstation verlassen und auf eine post-operative Station verlegt werden. Sein Herz hatte die Tätigkeit, wie erwünscht, wieder aufgenommen und konnte im richtigen Rhythmus arbeiten. Einige Kinder brauchen nach einer derartigen Herzoperation einen Herzschrittmacher und es dauert einige Wochen, bis das Herz wieder im gewünschten Rhythmus arbeitet.

Johannes ging es vom Herzen her gut, aber er musste nun wieder über eine Sonde ernährt werden. Während der Operation war Johannes künstlich beatmet, deshalb hatte er nach der Operation Schmerzen beim Trinken und Schlucken. Das Schlucken schmerzte ihn so sehr, dass man ihm die meiste Nahrung über Sonde verabreichen musste. Johannes und ich brauchten in der Zeit wieder viel, viel Geduld, zumal ich von den Ärzten immer wieder auf sein Untergewicht angesprochen wurde. Johannes hatte sechs Wochen lang, während seiner schweren Krankheit vor der Operation, nur ums Überleben gekämpft und nicht zugenommen. Er wog nach der Operation mit fünf Monaten noch keine vier Kilogramm. Von den 20 Wochen, die er auf der Welt war, hatte er 13

Wochen in Krankenhausbetten verbracht. Wie sollte das Kerlchen unter diesen Bedingungen zunehmen? Wie sollte er ausreichend Milch zu sich nehmen, wenn das Trinken ihn so schmerzte? So dachte ich bei mir: Lass die alle reden, die geben uns ihre Ratschläge leicht, sie stecken nicht in deiner Haut.

Es war klar, dass Johannes nicht leicht oder gar schnell von der Sonde wegkommen würde. Die Hauptsache – die erfolgreiche Herzoperation – war erst einmal geschafft. Da es keine medizinischen Probleme mehr gab, konnte er bald entlassen werden. Am Geburtstag seiner Schwester durfte er die Herzklinik verlassen.

Leider war noch ein Umweg über die Regionalklinik vorgesehen. Dort sollte man Kenntnis nehmen vom Stand der Dinge. Johannes sollte noch ein paar Tage zur Beobachtung bleiben. Das Wiedersehen mit dem Personal war rührend. Alle freuten sich Johannes nicht mehr leidend wieder zu sehen. Wir wurden freundlich und mitfühlend empfangen, gerade so als kämen wir vom Krieg heim. Für die Schwestern war ich die Sing-Mama, die ihr Kind gesund singt. Ich weiß nicht, wie viele Lieder ich in den ganzen Wochen leise am Krankenbett gesungen habe.

Johannes und ich hatten inzwischen die Nase voll von Krankenhäusern. Wir wollten so bald wie möglich heim in die eigenen vier Wände, zumal er nun nicht mehr eigentlich krank war. Ausgestattet mit einem Atemgerät für alle Fälle wurde er endlich entlassen.

Als Johannes endlich zu Hause war, war wieder alles unvertraut. Erneut war es ein Anfang von ganz vorne. Ich selbst war sehr erschöpft von den zehn Wochen im Krankenhaus, mit dem ständigen Hin und Her zwischen dem kranken Kind in München und dem gesunden Kind zu Hause.

Das selbständige Trinken ging nur sehr mühsam. Es gab zwei konkurrierende Ziele. Einerseits sollte Johannes zunehmen, andererseits sollte er ohne Sonde auskommen. Das bedeutete jedoch, wenn er nicht genug trinkt, nimmt er nicht zu und wenn ich ihn zu viel über die Sonde ernähre, kommt er davon nicht los und wird „trinkfaul". Irgendwann sagte ich mir: Mache es so, wie du es tragen kannst und nicht wie die Anderen meinen, dass es sein soll. Mir war es wichtiger, dass Johannes lernt, selbst immer mehr und damit ausreichend zu trinken, unabhängig davon, wie viel er zunächst zunimmt. Ich habe ihn ganz bewusst die ersten Wochen nicht gewogen (entgegen aller Ratschläge). Warum soll ich mir jeden Tag Schwarz auf Weiß anschauen, dass er Untergewicht hat, sagte ich mir. Das Wiegen macht ihn auch nicht schwerer. Also habe ich meinem eigenen Empfinden vertraut und das war gut so.

Nach ungefähr vier Wochen hat Johannes sich selbst demonstrativ die Sonde aus der Nase gezogen. Das war für mich ein Zeichen: Jetzt versuchen wir es ganz ohne Sonde. Und tatsächlich, es ging. Und ich war überglücklich. Von diesem Moment an ging es aufwärts. Johannes nahm langsam, aber kontinuierlich zu.

Nach den langen Wochen im Krankenhaus konnte ich auch endlich wieder Kontakt zu den Menschen um mich herum aufnehmen. Ich erzählte von dem Aufenthalt in der Herzklinik und davon, dass Johannes als Hochrisikopatient in die Operation gegangen ist. Liebe Menschen haben mir dann mit warmen Augen erzählt, dass sie für Johannes gebetet haben. Sieh an, dachte ich, wie viel bewirkt Gebet!

Der Klostergemeinschaft meiner Tante verdanke ich viel Unterstützung in dieser Zeit. Es war großartig, von einer Gebets-Gemeinschaft unterstützt zu werden. Auch das konnte ich erst richtig schätzen, als ich es brauchte. Ich hatte meine Tante gebeten, die Gemeinschaft solle durch Gebet das begleitend unterstützen, was für Johannes gut ist.

Es ist wertvoll, Kontakt zu einer Klostergemeinschaft zu haben. Diese Gemeinschaft konnte Dinge, in dem Fall Gebet übernehmen, was mich innerlich unterstützt hat. Dadurch ist der gute Geist Gottes im Hintergrund da. Das hat mich gestärkt.

Gute Kontakte sind immer wichtig, zur Zeit des Wiederanfangs daheim waren sie unentbehrlich. Eine Schwester von mir war gekommen und hat immer wieder zum Ausdruck gebracht, wie süß sie Johannes findet. Das war für mich zu diesem Zeitpunkt wichtiger, als die Tatsache, dass sie mir manche Arbeiten abgenommen hat. Eine andere Schwester hat mir gesagt, dass sie selbst und sicher auch viele Andere großen Respekt vor dieser Aufgabe „Johannes" haben. Das hat mich zusätzlich gestärkt.

In dieser Zeit habe ich auch viel mentale Unterstützung von meiner Freundin Gaby bekommen. Ein passendes Bibelwort hierzu fiel mir gestern in die Hände: „Ein Freund liebt zu jeder Zeit, und als Bruder für die Not wird er geboren." (Sprüche 17,17) Freunde sind in vielen Situationen die geeigneteren Partner. Wenn Familienangehörige auf ihre Weise selbst von einem Schicksalsschlag betroffen sind oder wie auch immer, dann brauchen auch sie selbst mentale Unterstützung und können diese nicht weitergeben.

Gaby hat sehr früh an mich und an Johannes *geglaubt*. Das war ihre Unterstützung. Sie hat mit einer gewissen Selbstverständlichkeit geahnt, dass Johannes eine wichtige spirituelle Bedeutung für mich haben wird: „Der hat dir was mitgebracht." Das war ihre Einstellung zu dem Thema. „Du kannst das mit ihm, sonst wäre er nicht zu dir gekommen." Das meine ich, wenn ich sage: Sie hat an mich geglaubt.

Sie hat mich im Stillen wahrscheinlich auch an manchen Stellen bedauert, aber das hat sie mir nicht gezeigt. Sie hat mir gegenüber Respekt geäußert. Das war für mich das Wertvolle.

Sie hat auch früh an Johannes geglaubt, daran, dass er seinen Weg geht. Sie kannte einen Down-Jungen im Bekanntenkreis und war beeindruckt von der Liebe, die von diesem Kind ausgeht.

Wie das Leben so spielt: Ich war in den Anfangsjahren mit Johannes in meiner unmittelbaren Nachbarschaft umgeben von einer Frau, die schon sehr viel Liebe in ihrem Leben gelebt hatte. Sie hatte den milden Gesichtsausdruck eines Menschen, der viel Liebe gegeben und manches durchlitten hat. Sie war schon alt und lebte mit ihrem erwachsenen Sohn zusammen. Dieser war nach einer schweren Krankheit im jungen Erwachsenenalter körperbehindert geblieben. Dieser alten Frau fühlte ich mich sehr nahe. Die Zuneigung zwischen ihr und Johannes und zwischen mir und ihr, zusammen mit der Verbindung über ein gemeinsames Schicksal wirkte wie eine Kraftpille auf mich. Aus dem Abstand kann ich das heute noch viel schärfer sehen. Einen wesensverwandten Menschen (*sympathisch* ist gleich-fühlend, leidend) mit einem vergleichbaren Leiden (*homöo-pathein* ist wieder gleich fühlen/leiden) zu kennen, ist das Beste, was einem in einer Situation wie der meinen damals passieren kann. Die alte, gute Frau wirkte in der Weise eines homöopathischen Mittels auf mich: *Gleiches mit Gleichem behandeln.* Sie hatte die Liebe, die ich nun leben sollte, schon in sich und gelebt.

Da Johannes und ich nun endlich zu Hause waren, konnten wir Kontakt aufnehmen zu der *Down-Syndrom Selbsthilfegruppe* vor Ort. Das erste Telefonat mit der Leiterin der Selbsthilfegruppe bleibt unvergessen. Sie erzählte, dass ihr drittes Kind, ihr erstes Mädchen, Down-Syndrom hat. Danach hat sie noch drei weitere gesunde Mädchen bekommen. *Respekt!* „Ja, was am Anfang wie ein großes Unglück aussah, hat sich nachher als eine große Bereicherung herausgestellt" sagte sie so selbstverständlich. Der Satz war eine Wohltat, aus dem Mund einer erfahrenen Mutter. Dann lud sie mich zu einem Treffen der Selbsthilfegruppe ein.

Zwei Dinge sind mir am ersten Abend in der Selbsthilfegruppe sofort aufgefallen. Mehr als die Hälfte der Mütter hatten ihr Down-Kind vor dem 35. Lebensjahr bekommen. Das hatte ich in der Form nicht erwartet. Ich habe dort erlebt und auch später mehrfach gelesen, dass heutzutage 40 % der Down-Kinder das erste Kind in ihrer Familie und weitere 40 % der Down-Kinder das zweite Kind in ihrer Familie sind. Ich sollte an dieser Stelle dazu anmerken, dass 90 % der über pränatale Diagnostik diagnostizierten Down-Kinder abgetrieben werden. Diese Kinder hätten also eine ältere Mutter. Fachleute wissen zu berichten, dass es heutzutage viel mehr jüngere Mütter mit Down-Kindern gibt, anders als noch vor einigen Jahren.

Was mir am ersten Abend in der Selbsthilfegruppe angenehm auffiel, war, dass die Mütter dort, die zum Teil schon jahrelang mit ihrem Down-Kind lebten, mit einer großen Selbstverständlichkeit mit allen Themen umgingen. Sie tauschten Zeitungsartikel und Adressen aus, so wie ich es im Zusammenhang mit meinem gesunden Kind von Musikschuladressen und ähnlichem kannte. Der Schrecken des Anfangs verdünnt sich also immer mehr, dachte ich bei mir.

Es wurde auch eine Zeitschrift herumgegeben, verfasst von Menschen mit Down-Syndrom. Ich hatte bis dahin noch nie eine Zeitschrift in Händen gehabt, deren Artikel von Down-Syndrom Menschen verfasst waren. Ich hielt diese Zeitschrift in den Händen in der Art wie ich zum ersten Mal eine Bohrmaschine in Händen gehalten habe: völlig ungelenk und unvertraut, besonders innerlich.

Ich wusste bis dahin, dass es Physiotherapie gibt und wie man das Wort schreibt, aber welche Welt sich dahinter verbirgt, das ahnte ich an diesem Abend. Schon über die verschiedenen Ausrichtungen von Physiotherapie kann man sich ganze Abende unterhalten. Und mir war an dem Abend klar, dass die betroffenen Mütter schon einen Teil des Weges gegangen waren, der nun vor mir lag. Ich musste ab jetzt in viele mir unvertraute Gebiete hineinwachsen. Die Tatsache, dass die anderen Mütter so selbstverständlich mit diesen Themen umgingen, hat mir die Zuversicht gegeben, dass dies bei mir in einigen Jahren auch so sein würde.

Nach dem Abend war mir auch bewusst, dass ich immer wieder eine große Distanz, sozusagen eine fachliche Distanz, wahrnehme zu Müttern, die ein gesundes Kind im Alter von Johannes haben. Es gibt zu viele Themen, über die man zwar reden, sie aber nicht teilen kann.

Dieser erste Abend in der Selbsthilfegruppe war jedoch nicht nur positiv und Zuversicht vermittelnd für mich. Es gab auch unausweichliche Ernüchterungen zu verkraften: die völlig unterschiedliche Entwicklung, die völlig unterschiedlichen Fähigkeiten von Down-Kindern. Ich bin zu diesem Treffen gefahren mit der naiven Einstellung: „Dort finde ich meinesgleichen, Mütter, die ein Kind haben wie meines, mit vergleichbaren Problemen." Dem war nicht so. Gerade bei Kindern in Johannes' Altersklasse war es gar nicht so. Ich vergleiche einen Säugling nicht mit einem Vierjährigen, sondern mit einem anderen Säugling. In Johannes' Altersklasse gab es Kinder, die keine lebensbedrohliche Krankheit mit anschließender Herzoperation hinter sich hatten, sondern schon große Entwicklungsschritte gemacht hatten und von denen berichtet wurde wie von fast Normkindern. Das war für mich frustrierend. Inzwischen ist die Individualität eines jeden Down-Kindes für mich zu einer Selbstverständlichkeit geworden. Ich erwarte nirgendwo einen zweiten Johannes mit allen Vor- und Nachteilen. Im Gegenteil, wenn ich ein Down-Kind sehe, kann ich mich ganz auf seine Individualität einlassen. Die Zeit bringt diese Souveränität mit sich.

In der Summe finde ich den Austausch zwischen Down-Kind-Eltern wichtig, besonders in den Anfangsjahren, wenn die Eltern noch unvertraut mit allem Neuen sind. Auch in den Folgejahren: es gibt immer wieder Punkte, die ähnlich sind, bei deren Bewältigung man sich gegenseitig helfen kann. Das ist wertvoll und auf andere Weise nicht zu bekommen. Es gibt viele praktische Fragen, die nur Eltern mit entsprechender Erfahrung beantworten können. Aber in diesen Austausch-Beziehungen ist es wie mit allen Beziehungen. Es liegen darin Chancen *und* Grenzen. Wenn wir die Grenzen bejahen, ist alles in Ordnung.

„Tranquilla Trampeltreu" –
der lange Weg des Laufen Lernens

11

Johannes hatte ein ungewöhnliches erstes halbes Lebensjahr überlebt und musste mit ganz anderen Startbedingungen *Fuß fassen* ins irdische Leben. *Fuß fassen* im konkreten Sinne des Wortes ist in der Regel das erste, was wir Menschen hier auf dieser Erde lernen. Noch bevor der Mensch das selbständige Essen erlernt, erwirbt er sich die verschiedenen Stadien des *Laufen lernens:* sich drehen, kriechen, robben, krabbeln, sich hoch ziehen, an der Hand gehen, frei laufen. Das sind so die gängigen Meilensteine auf dem Weg zum *Fuß fassen.* Während einer Normentwicklung verläuft ein Mensch diese Stadien binnen Monaten. Die Entwicklung verläuft von selbst und die Eltern stehen mehr und mehr bewundernd, mehr oder weniger abwartend daneben. Bei Johannes hat jedes dieser Stadien Jahre gedauert. Dies hängt mit seiner ausgeprägten muskulären Hypotonie (hypo = niedrig, tonus = Spannung) zusammen. Hypotonie oder niedrige Muskelspannung ist ein Symptom innerhalb des Down-Syndroms und ist bei fast allen Down-Kindern in sehr unterschiedlicher Ausprägung vorhanden. Johannes hat eine starke Form von Muskelhypotonie. Das bedeutet in der Praxis, dass er jeden motorischen Entwicklungsschritt nur langsam erwirbt. Im grobmotorischen Bereich ist es beispielsweise das Laufen lernen; im feinmotorischen Bereich jede Art von Fingerfertigkeit, z. B. den Löffel führen, beim Spracherwerb Laute bilden. Das Bilden von Lauten ist auch eine motorische Fähigkeit.

Ich möchte das Thema Hypotonie, weil es mir selber so unvertraut war, ein bisschen näher erklären. Niedriger Muskeltonus bezeichnet die verminderte Spannung der Muskulatur. Die Muskeln von uns normal funktionierenden Menschen sind, selbst wenn wir uns nicht bewegen bis zu einem gewissen Punkt angespannt (kontrahiert), um unser Skelett aufrecht zu halten. Bei niedrigem Muskeltonus ist das anders. Der Körper erscheint schlaff, nicht angespannt. Wenn ich Johannes in den ersten Lebensjahren auf den Arm genommen habe, wirkte er wie ein schwerer Sack, obwohl er leicht war. Sein Körper war eben ganz ohne Körperspannung. Das Aufrechthalten des Kopfes, das Abstützen mit den Armen, aufrecht Sitzen, all diese Fähigkeiten sind bei hypotoner Veranlagung nicht selbstverständlich, sondern entwickeln sich nur langsam. Es fällt einigen Down-Kindern sehr schwer, eine bestimmte Muskelanspannung zu halten. Punktuell können die Muskeln angespannt werden, das heißt für einen kurzen Moment ist die Kraft vorhanden, aber sie wird nicht für die Dauer einer Tätigkeit aufrechterhalten, das gelingt erst durch viel Übung. Zum Beispiel ist es eine enorme Leistung für Johannes, irgendwann einmal eine Hose oder Schuhe in aufrechter Haltung anzuziehen.

Die Hypotonie beeinflusst die gesamte Muskulatur des Körpers, also auch die Zungen- und Gesichtsmuskulatur. Der Mundschluss vieler Down-Kinder hängt damit zusammen. Die gesamte Feinmotorik, also Finger und

Hände, wird vom Muskeltonus bestimmt. Ein niedriger Muskeltonus macht es der Unterarm- und Handmuskulatur schwierig, irgendetwas fest zu halten. Es erfordert sehr viel Übung, dies zu erlernen. Selbst um einen Knopf zu drücken, müssen die Muskeln in den Fingern die Gelenke stabilisieren.

Mit einem niedrigen Muskeltonus geht meist eine Überflexibilität der Bänder und Gelenke einher. Die Bänder, die die Gelenke unterstützen, sind bei Kindern mit Down-Syndrom lockerer und erlauben größere Beweglichkeit der Gelenke. Jeder im Umfeld von Down-Kindern kennt deren Lieblings-Schneidersitz. Wie oft sitzt Johannes so da, ohne jede Mühe!? Doch die Überbeweglichkeit macht ihm auch zu schaffen. Die Hände und besonders der Daumen sind so biegsam, dass es für ihn schwierig ist, kleine Objekte zu halten und zu manipulieren. Eine Person ohne Down-Syndrom kann manchmal über eine ähnliche Beweglichkeit verfügen. Diese Beweglichkeit kann die Person aber meist willkürlich kontrollieren. Ein Kind mit Down-Syndrom verfügt nicht über diese Möglichkeit.

Glücklicherweise verbessert sich der niedrige Muskeltonus mit den Jahren durch die Praxis. Fast alle Basisfähigkeiten können in der Regel erworben werden.

Dies war ein kurzer Einblick in das komplexe Thema Muskel-Hypotonie und die damit verbundene verlangsamte Entwicklung.

Die Norm-Entwicklung eines gesunden Kindes, verglichen mit der spezifischen Entwicklung von Johannes sehe ich in einem Bild: Die Norm-Entwicklung eines gesunden Kindes ist wie Auto fahren auf der Autobahn mit einer guten Landkarte. (Ich fahre gerne Auto, deshalb ist dies ein mir nahe liegender Vergleich) Die langsame Entwicklung ist wie Auto fahren auf der Landstraße und ohne Landkarte.

Der Vergleich ist klar; das erste Bild beinhaltet: Auf der Autobahn ist das Tempo hoch: Auffällig bei Norm-Kindern ist, dass die Hosen und generell die Kleidung schnell zu kurz werden. Man hat auch sozusagen eine Karte dabei, also ist die Orientierung klar ausgerichtet: Mit einem Jahr steht ein Norm-Kind ungefähr an diesem Punkt, mit drei Jahren an diesem Punkt, mit acht Jahren an diesem Punkt eines Entwicklungsprozesses. Nach diesen programmierten Entwicklungsschritten richten sich die Lebensabschnitte des Kindes, z. B. Kindergartenzeit, Schulzeit usw.. Und auch die Vorgehensweise ist klar definiert: das Kind ernähren und passende Kleidung besorgen und seelisch begleiten, erziehen.

Die Entwicklung von Johannes ist genau in diesen drei beschriebenen Punkten anders: Auf der Landstraße kommt man meist z. B. durch eine kurvige Straßenführung oder eine Geschwindigkeitsbegrenzung nicht schnell voran. Man ist auch nicht im Besitz einer genauen Landkarte: Niemand kann sagen: in einem Jahr steht das besondere Kind ungefähr an dieser Stelle in der Entwicklung, in fünf Jahren an dieser Stelle. Selbst die Vorgehensweise ist nicht deutlich definiert, sondern bedeutet: sich auf das einlassen, was sich am Wegesrand bietet. Das beinhaltet Schönes und Schweres gleichzeitig. Wenn man auf einer Landstraße unterwegs ist, erlebt man ungleich mehr als auf der geraden Autobahn. Aber es gibt auch mehr Ungewissheiten auf einer Überlandfahrt, zum Beispiel wo ist die nächste Tankstelle? Eine *Tankstelle* zu finden oder zu kennen, ist ein zentrales Thema für Eltern mit behinderten Kindern.

Es ist mir klar, dass ich mit diesem Vergleich der Individualität von Norm-Kindern nicht gerecht werde. Doch es geht mir bei diesem Bild um einen Vergleich – in bestimmter Hinsicht.

Ich habe dieses Gehen auf der Landstraße ohne Landkarte wieder gefunden bei *Tranquilla Trampeltreu. Tranquilla Trampeltreu* ist eine Schildkröte beschrieben in dem gleichnamigen Buch.[4]

Unsere Tochter erhielt während der Schwangerschaft mit Johannes das Buch *Tranquilla Trampeltreu – die beharrliche Schildkröte,* geschrieben und illustriert von Michael Ende, Manfred Schlüter und Wilfried Hiller. Das Buch ist sozusagen dreidimensional: Es enthält den Text, also die Geschichte, illustriert ist es mit wunderbaren Darstellungen der Tiere und ausgeschmückt mit passenden Musikstückchen. Dieses Buch ist ein ästhetischer Genuss, selbst wenn man keine innere Beziehung zu der Handlung des Buches hat. Dieses Kinderbuch handelt von einer Schildkröte namens Tranquilla, die erfahren hat, dass alle Tiere auf die Hochzeit vom Sultan Leo 28., eingeladen sind: „Wenn alle Tiere, groß und klein, alt und jung, dick und dünn, nass und trocken zu der Hochzeit eingeladen sind, dann bin ich es wohl auch", sagt sie sich. Also macht auch sie sich auf den Weg, „Schritt für Schritt, langsam zwar, aber unaufhaltsam."

---

[4] M. Ende, M. Schlüter, W. Hiller: Tranquilla Trampeltreu, die beharrliche Schildkröte, Thienemann 1999

Sie begegnet auf ihrem Weg zum Fest verschiedenen anderen Tieren, die sie zum großen Teil entmutigen und ihr auf die eine oder andere Weise zu verstehen geben, dass sie die Reise nicht schafft. „Sei vernünftig, du Langsame der Langsamen, und geh nach Hause", rät ihr die Spinne. Die Schnecke, die noch langsamer ist als Tranquilla, macht widersprüchliche Aussagen hinsichtlich der Wegrichtung.

Der eingebildete Eidechserich, der sie kaum eines Blickes würdigt und sie „einen armseligen Staubschlucker" schimpft, erklärt ihr, dass die Hochzeit abgebrochen wurde, weil der König in den Kampf ziehen musste.

Am Eindrucksvollsten für mich ist die Begegnung mit den Raben, die um den Tod des Königs trauern und nicht begreifen, wieso die Schildkröte dieses „unwissende Krabbeltier mit deinem kurzen Verstand", weiterzieht zum Fest. Von den Raben geht Todesstimmung und Todesandrohung aus: „Der grimmig Tod mit seinem Pfeil tut nach dem Leben zielen", heißt es im Rabengesang. Es ist die härteste Probe für Tranquilla. *Nicht nur für Tranquilla!* Dieser Abschnitt ist deshalb eindrucksvoll für mich, weil ich selbst während der Schwangerschaft mit Johannes Todesandrohungen ausgesetzt war.

All diesen Kleingläubigen, denen sie begegnet, hält sie entgegen: „Mein Entschluss steht fest."

Zwischen den einzelnen Begegnungen mit den Tieren ist jeweils ein Notenstück, eine weitere Strophe vom sogenannten Schildkröten-Marsch abgedruckt. Hierin wechseln sich Viertelnoten mit Viertelpausen ab, das heißt der Text wird sehr, sehr langsam gesungen und gibt auf diese Weise sehr gut die langsame Fortbewegung der Schildkröte wieder. Schließlich gelangt die Schildkröte „in einen Wald voller blühender Bäume." Viele, viele freundliche Tiere feiern dort die Hochzeit des Folge-Sultans, Leo 29.

So weit die Geschichte von Tranquilla Trampeltreu.

Es war ein glücklicher Zufall, dass meine Tochter und ich während der Schwangerschaft mit Johannes dieses Buch so oft in Händen hielten. Sie verlangte immer wieder, dass ich es ihr vorlese.

Heute, da ich das Buch „wissend" lese und betrachte, muss ich sagen, es war eine einzige literarische Einstimmung auf das, was kommen sollte. Zwischen *Tranquilla* und Johannes gibt es so viele Parallelen.

„Mein Entschluss steht fest", sagt Tranquilla.

Dieser Satz, mit dieser Bestimmtheit darin, könnte von Johannes sein. In sein Leben übertragen, lautet der Satz: „Ich will leben! Das habt ihr doch alle gemerkt. Ich habe den Angriffen auf mein Leben seitens des Pränataldiagnostikers widerstanden. Ich habe einem angedrohten Kaiserschnitt im 8. Schwangerschaftsmonat getrotzt. Dann war ich kaum auf der Welt und musste eine lebensbedrohliche Krankheit überstehen. Schließlich bin ich als Hochrisikopatient am Herzen operiert worden und habe mich schnell von der risikoreichen Operation erholt. Das alles binnen weniger als einem Jahr. Mein Entschluss steht fest, ich will leben."

Dann heißt es im Text: „Sie setzte sich in Bewegung, Schritt für Schritt, langsam zwar, aber unaufhaltsam."

Dieses „Schritt für Schritt" hat Johannes sehr wörtlich genommen. Wir beide sind jahrelang zu krankengymnastischen Übungsterminen gefahren, haben zu Hause über Monate hinweg unser Pensum geturnt, ohne einen für mich sichtbaren Fortschritt. Eigentlich war immer Durchhalten angesagt. In mir war viel Zweifel ob des Sinnes dieser mit viel Anstrengung verbundenen Überei.

Aber die Krankengymnastin hat immer wieder Fortschritte wahrgenommen und mir diese erklärt. Es gibt in der Laufentwicklung eines Kindes so viele kleine Zwischenschritte, die der Laie nicht wahrnimmt, weil er sie nicht kennt. In einem meiner Fachbücher sind 64 Entwicklungsschritte bis zum freien Laufen beschrieben.

Ich war immer sehr froh, dass die Krankengymnastin Zuversicht vermittelt hat: „Johannes lernt laufen", hat sie mir ohne jeden Zweifel versichert. Ich habe ihr vertraut.

Es gibt in mir viele Erinnerungsfotos, die mit unbeschreiblicher Freude verbunden sind, Erfüllungsfreuden habe ich sie später genannt. Immer dann wenn ein wichtiger Meilenstein in der Laufentwicklung erreicht war: Als Johannes mit 20 Monaten endlich anfing zu robben; als er mit 25 Monaten endlich frei sitzen konnte; als mein Mann, der Johannes stundenlang auf dem Bobbycar sitzend durchs Wohnviertel gezogen hat, berichtete: Johannes kann nun endlich selbst das Bobbycar anschieben; als die Erzieherin aus dem Kindergarten berichtete, Johannes habe heute – da war er schon vier Jahre alt – seinen ersten freien Schritt gemacht.

Ein steiniger Weg –
Frühförderung zum Geleit

12

Die ersten vier Jahre mit Johannes waren voll mit Themen, die ich im Zusammenhang mit meinem ersten, gesunden Kind nicht kennen gelernt hatte und von denen ich auch nichts wusste, glücklicherweise. Wie gut, dass wir nicht im Voraus wissen, was im Leben alles auf uns zukommen kann.

Die ersten vier Jahre waren, wie beschrieben, geprägt vom langen Weg des *Laufen lernens,* also vom krankengymnastischen Üben daheim und außerhalb. Zum Glück war Johannes immer sehr leicht (zu leicht, wenn man ihn an Entwicklungskurven misst), so dass es nicht schwer war, ihn zu tragen: zum Buggy, ins Auto usw. Irgendwann im dritten Lebensjahr konnte ich damit leben, dass das Ziel (freies Laufen) noch weit weg war. Ich ließ mich auf den *Weg ein.* „Den Weg mehr lieben als das Ziel", sagen weise Menschen. Als Johannes drei Jahre alt war, hat ein Arzt im Kinderzentrum in München auf den Monat genau ausgerechnet, wann Johannes fei laufen lernen wird. Und der Arzt hatte auf den Monat genau richtig gerechnet. Das hat mich damals sehr fasziniert.

Die ersten Jahre mit einem Down-Kind sind auch geprägt von medizinischen Früherkennungs-Untersuchungen. Ob das Kind richtig sieht und hört, muss unbedingt abgeklärt werden. Johannes brauchte nur die Paukenröhrchen, (das sind kleine Röhrchen, die im Ohr eingesetzt werden, damit es ausreichend belüftet ist). Allerdings musste er, wegen des operierten Herzens, für diesen kleinen Eingriff auf die Intensivstation der Unikinderklinik München – für den Fall aller Fälle. Die wenigen Tage, die wir in der Uniklinik verbracht haben, waren voller menschlicher Begegnungen. Meine Erfahrung in dieser Situation war, je intensiver die Station, umso größer das Bedürfnis der Angehörigen, sich in ihrer Not mitzuteilen. Diese Tatsache führte für mich oft zu unausweichlich intensiven Begegnungen, was in dieser Zeit für mich sehr anstrengend war.

Die Themen um Johannes Anderssein haben mich manchmal (besonders in den ersten Jahren) bis aufs Äußerste gefordert, um mich dann auf einer anderen Ebene unendlich zu bereichern. Ist dies Johannes' Taktik? Oder wessen Taktik?

Die Uniklinik in München ist schon ein wahnsinniges Terrain für ein Menschlein wie mich, das sonst nur Krankenhäuser in der Provinz kennt. Mein Mann meinte beim Betreten des riesigen Gebäudes: „Hier braucht man ja Rollschuhe." Ich fand es ganz witzig, dass ich als Patient bzw. Angehöriger eine Art kleinen Stadtplan in die Hand gedrückt bekam, wenn ich von einem Bereich in den anderen musste.

Und am Morgen konnte ich beobachten, wie Schwärme von weißen Kitteln (Ärzte) aus ihrem Nest (Morgenbesprechung) strömten, um sich dann auf den verschiedenen Stationen zu verteilen. Das war ein lustiger Anblick, das hatte ich in dieser Dimension noch nie gesehen. Ich habe großen

Respekt vor der Arbeit, die dann dort geleistet wird. Wie herrlich entspannt empfand ich es, als im Alter von drei Jahren alle möglichen medizinischen Themenbereiche bei Johannes abgeklärt waren.

Die ersten vier Jahre mit Johannes waren von seiner Hypotonie in den Händen und im Mundbereich geprägt. Er konnte lange Zeit keine ausreichende Spannung in der Handmuskulatur aufbauen, um einen Keks oder eine Waffel für die Dauer des Aufessens in der Hand zu halten. Als er dies mit etwas mehr als drei Jahren endlich schaffte, war ich überglücklich.

Überglücklich war ich auch, als er endlich „feste" Nahrung wie ein Toastbrot kauen konnte. Es brauchte drei Jahre, bis sich die Kaumuskulatur so weit ausgebildet hatte, dass es ihm gelang, feste Nahrung zu kauen. Es war die Zeit, als er krabbeln lernte. Im Krabbelalter lernen normalerweise Kinder das Kauen von fester Nahrung.

Doch es war noch ein weiter Weg zum „selber essen" mit dem Löffel. In unserem Haushalt stoße ich hin und wieder auf Utensilien, die einmal wichtig waren auf diesen Umwegen zu selbständigem Essen. Anders als beim Laufen-Lernen konnte mir beim Essen-Lernen niemand sagen wie viele Umwege und wie viel Zeit es noch braucht. Das machte diesen Weg so ungleich anders, steiniger als den des Laufen-Lernens. Wenn wir wissen, wie lange ein steiniger Weg ist, teilen wir intuitiv unsere Kräfte ein. Wenn wir nicht wissen, wie lange ein steiniger Weg ist, erscheint er ungleich anstrengender und zäher.

Ein Arzt auf der Intensivstation wunderte sich eines Tages, nachdem Johannes schon einige Wochen im Krankenhaus war, dass ich nie frage, wie lange es noch dauert, bis es Johannes besser geht. Ich erwiderte ihm: „Ich habe nicht den Eindruck, dass sie selbst wissen, wie lange Johannes' Zustand noch so bleibt. Also, warum soll ich sie fragen? Diese Fragerei nervt doch nur." Der Arzt hat mir dann erklärt, dass Eltern in der Regel immer als erstes fragen: „Wie lange noch?" Also die Frage: wie lange muss ich diesen Zustand aushalten? Offensichtlich sind wir Menschen bestrebt, Klarheit zu haben bzgl. der Einteilung unserer Kräfte. Wir spüren auch, dass die Kräfte für Sonderanstrengungen begrenzt sind und dass es uns danach an die Substanz geht.

Die Entwicklung von Johannes war und ist ungewöhnlich. An dieser völlig anderen Entwicklung hängt etwas Anderes, Wichtiges: die Kontakte zu anderen Kindern. Johannes gibt es in dieser seiner Ausprägung kein zweites Mal. Es ist also schwer, ein passendes Spiel-Gegenüber für ihn zu finden.

Unsere Tochter wollte schon früh mit Gleichaltrigen zusammen sein und spielen. Bereits vor dem Kindergartenalter hat sie mit anderen gespielt, was ich sehr wichtig fand. Ich denke, das viele Zusammensein von einem Kind mit einer erwachsenen Bezugsperson, wie es in Städten leider oft nicht anders möglich ist, tut Kindern nicht gut. Kinder brauchen Kinder für ihre Entwicklung. Ich selbst hatte das Glück, in einer Agrarkultur aufzuwachsen. Das heißt, es gab Kinder und Freiflächen zum Spielen ohne Aufsicht von Erwachsenen. Wir wuchsen im Dorf mit einer Horde von Spielkameraden auf. Kinder, die ein oder zwei Jahre älter oder jünger waren, waren dichte Bezugspersonen.

Beneidenswerte Zustände aus heutiger Sicht, verglichen mit der Industriekultur, in der wir leben. Eltern müssen alle Kontakte für ihre Kinder organisieren, wenn sie nicht das Glück haben, dass gleichaltrige Kinder in der Straße wohnen, oder es Spielgeschwister gibt. Das sind völlig andere Voraussetzungen, um Kinder großzuziehen.

Ich denke, Eltern sind der körperlich-seelische Nährboden für Kinder, und Spielkameraden sind die Entwicklungspartner für Kinder. Und hierin ein Gleichgewicht zu finden ist in unserer Industriekultur ganz schwierig geworden.

Zurück zu Johannes: Seitdem er in die Förderschule geht, fühle ich mich sehr entlastet, weil ich das Gefühl habe, er ist jeden Tag mit *seinesgleichen* zusammen. Von denen lernt er. Und die anderen lernen von ihm. Wir Menschen lernen am meisten, wenn wir in unserer Liga spielen können. Das spornt an.

Auch in unserem Umfeld gab es Kinder bei denen Johannes einige Zeit sein konnte, aber er konnte mit diesen Kindern nicht auf dem gleichen Niveau spielen.

Die nicht vorhandene Spiel-Liga für Johannes konnte ein wenig dadurch entschärft werden, dass eine Frühförderung ins Haus kam, die auf Johannes' Beschäftigungsniveau eingegangen ist.

Frühförderung . . .

Montagmorgen und ich freue mich, dass Frau Stütze für die Frühförderung kommt. Um halb zehn klingelt es an der Tür und tatsächlich, sie hat wieder einen Korb oder zwei mit Beschäftigungsmaterial dabei. Vielleicht sogar ein bis zwei Materialien, die wir einige Wochen behalten dürfen. Einmal brachte sie uns unzählige bunte Bälle mit für ein sogenanntes Bällebad. Mit diesen Bällen hat Johannes lange und gerne gespielt. Werfen ist noch heute eine Sache, die ihm großen Spaß macht. Socken ausziehen ist bei Johannes mit der Freude verbunden, diese bis in den letzten Winkel des Badezimmers zu schmettern.

Frau Stütze kommt zur Tür herein. Ich freue mich und Johannes kommt auch auf dem Popo sitzend angerobbt. Sie begrüßt ihn freundlich und freut sich, dass Johannes so strahlt und gesund ist. All das ist nicht selbstverständlich. Und gleich geht es los. Weil Johannes Musik so mag, singt sie ein Liedchen zur Einstimmung: *Die Augen, die sind hier, der Mund, mit dem man spricht, die Nase, die Nase ist mitten im Gesicht.* Die einfache Melodie ist ganz eindringlich. Manchmal erwische ich mich oder meinen Mann dabei, dass wir ein Liedchen aus der Frühförder-Zeit vor uns hin trällern.

Frau Stütze packt aus; in ihrer Schatzkiste gibt es viele Spielmaterialien, die ich kenne und viele, die ich nicht kenne. Behinderte Kinder brauchen manchmal andere Materialien als normale Kinder. Johannes darf erst mal aussuchen. Frau Stütze geht mit viel Begeisterung auf Johannes ein. Es kommt mir vor, als wäre Johannes Frau Stützes einziges Förderkind, so viel Liebe kommt bei mir an. Am Anfang hat sie selbst gestaunt: Anderthalb Jahre ist das Kind und kann noch nicht sitzen. Das war selbst in ihren Augen ungewöhnlich. Sich auf das Ungewöhnliche einzulassen, das war ihr Job. Das Ungewöhnliche anzunehmen, wie es ist. Das Kind abholen, wo es steht. Ihre Aufgabe war es auch, zu schauen, ob elementare Bewegungsabläufe vorhanden sind oder nicht bzw. diese anzubahnen und auszubilden.

Nachdem Frau Stütze sich eine Weile mit Johannes beschäftigt hat, berichtete sie mir von ihren Beobachtungen. Sie freute sich, wenn sie feststellen konnte: Johannes nimmt einen Gegenstand in die linke Hand, und gibt ihn anschließend weiter an die rechte Hand, um dann mit der rechten Hand an dem Gegenstand weiterzuarbeiten, als Rechtshänder. Die linke Hand benutzt er als Haltehand. Oder sie stellte fest: Johannes kann einen Gegenstand festhalten, wenn ich ihm einen zweiten reiche, ohne den ersten fallen zu lassen. Oder: er kann sich gut zehn Minuten am Stück auf eine Sache konzentrieren. Für sie waren dies alles wichtige Beobachtungen.

In punkto Beschäftigung hatte Frau Stütze die richtigen Anregungen. Das handelsübliche Spielzeug war in der Regel als Einstiegsmaterial für Johannes zu schwierig. Die Feinmotorik war bei ihm nicht so weit ausgebildet, dass er normales Spielmaterial handhaben konnte. Was zu tun war, hat er begriffen, aber er konnte es feinmotorisch nicht ausführen. An irgendeinem Niveau musste er jedoch anfangen. Das einfachste Puzzle hat sein Vater für ihn selbst geschreinert: drei verschieden große Kreise aus Holz zum Einlegen, mit Griffen an den Kreisen. Die nächste Schwierigkeitsstufe war ein Holzpuzzle mit Kreis, Rechteck, und Dreieck.

Ich habe für ihn sein erstes Bilderbuch gebastelt: Fotos von jeweils einem Gegenstand aus seinem Alltag auf einer Seite des *Buches:* zum Beispiel seine Jacke, seine Schuhe, sein Ball, sein Auto, sein Kuscheltier, seine Schwester. Einen Einstieg in eine Fertigkeit zu finden, war und ist immer noch das Schwierigste. Den Einstieg kann man beim Normkind nicht abschauen. Norm-Kinder lernen beispielsweise Fahrrad fahren, höchstens über den Umweg Stützräder oder Laufrad. Bei Johannes wird es sicher einige Zwischenschritte geben.

Heutzutage gibt es – glücklicherweise – auch vielfältige Fachliteratur. Man kann nachlesen, wie man einem Kind wie Johannes das Händewaschen beibringt beziehungsweise eine Hose anzieht. Dies sind alles Dinge, die ein Normkind durch Ausprobieren und Abschauen anscheinend wie von selbst lernt.

Wir sogenannten Normal-Menschen führen am Tag viele feinmotorische Tätigkeiten durch, ohne uns die einzelnen Schritte bewusst zu machen. Erst, wenn wir uns am Finger geschnitten haben, wundern wir uns über die Einschränkung, die zeitweilig mit der kleinen Verletzung verbunden ist.

Mit einem Johannes an der Seite mache ich mir die selbstverständlichen Dinge des Lebens bewusst. Dank Johannes bin ich ein dankbarer Mensch geworden. Dankbar werden wir Menschen vom Bedenken darüber, dass die Dinge nicht selbstverständlich sind. Durch Johannes werde ich angeleitet zu diesem „Bedenken".

Wir Normal-Menschen wollen immer noch ein Stück mehr vom Kuchen des Lebens. Das ist auch gut so. Streben ist die eine Seite des Unterwegs-Seins im Leben. Die andere Seite – so lehrt mich Johannes – ist das Bedenken der Kuchenstücke des Lebens, die ich habe. Wenn kein Gleichgewicht in mir von Streben und Bedenken (also Danken) ist, wird es in mir ungemütlich. Die einzelnen Entwicklungs- und damit Spielphasen von

Johannes dauern so ewig lang. Frau Stütze hat mit ihren unterschiedlichen Materialien und Anregungen diese Phasen für uns abwechslungsreich gestaltet.

Die letzte Viertelstunde mit Frau Stütze waren vorgesehen für das Reden mit der Mutter. Das fand ich sehr angenehm und wichtig. Sie hatte im Umgang mit Behinderten viel Erfahrung. Aus den Gesprächen mit ihr trage ich so manche Einsicht in meinem Herzen, von denen ich heute noch zehre.

Ein Herzensanliegen für sie war das Thema *Gleichgewicht in einer Familie mit einem behinderten Kind.* Sie hat betont: „ Für Johannes wird genug getan. Um ihn wird sich viel gekümmert. Kümmern sie sich um sich, um ihre Ehe und um ihr anderes Kind." Dies ist ein zentraler Punkt geblieben im Leben mit einem besonderen Johannes. Wenn jemand sich nach Johannes erkundigt, was ich zunächst freundlich finde, denke ich im zweiten Schritt genau an das: „Nach dem musst du nicht fragen, nach uns musst du fragen. Für Johannes wird doch alles getan, weil es heutzutage viele Angebote von Therapiemaßnahmen und Einrichtungen gibt, nicht zuletzt dank engagierter Eltern." Wir anderen aus der Familie müssen bewusst auf uns schauen. Damit dieser Anspruch nicht Theorie bleibt, hatte Frau Stütze immer wieder bewusst ein altersentsprechendes Spielzeug da gelassen, das ich mit meiner Tochter spielen solle.

Johannes – unser kleiner Delphin

13

25. August 2003: Ein wichtiges Datum in meinem Leben und im Leben von Johannes. Er hat nämlich einen Platz in einer Fördergruppe im hiesigen Caritaszentrum bekommen. Er ist dort in einer Gruppe mit fünf anderen Kindern, die auf ihre Weise eine andere Entwicklung nehmen. Die meisten Down-Kinder gehen mit drei Jahren in einen sogenannten Integrationskindergarten, also in eine Gruppe mit vorwiegend normal entwickelten Kindern. Da Johannes aber mit dreieinhalb Jahren weder frei gehen noch minimal sprechen konnte, kam eine derartige Einrichtung für ihn zu dem Zeitpunkt nicht in Frage.

Ich hatte mich unendlich gefreut über den Platz in der Fördergruppe. Er brachte viele positive Veränderungen in mein Leben und in das von Johannes. Für mich bedeutete er viel Unterstützung im Umgang mit Johannes und endlich Johannes-freie Zeiträume. Für Johannes war der neue Platz auch ein großer Fortschritt, er kam endlich in eine Gemeinschaft seinesgleichen. In seiner Familie war und ist er immer in einer Gemeinschaft, in der er als einziger anders ist und dadurch einen gewissen Sonderstatus hatte und hat. Wir waren und sind die sogenannten Normalen und er der andere. Er hat diesen Sonderstatus auch gepflegt. Mit seinem zweifelsohne süßen Wesen gab er oft zu verstehen: *Ich bin klein und behindert, ich kann das nicht.* Es war für die Normalen um ihn herum nicht einfach, mit dieser seiner Haltung angemessen umzugehen. Er soll ja nicht immer eine Sonderbehandlung bekommen. Er soll lernen in dieser Welt, in der er nun mal lebt, zurecht zu kommen.

Zu Hause wurde sich viel um Johannes gekümmert. Das heißt, es gab im Sozialgefüge immer ein Gefälle. Er, der Bedürftige, wir, die anderen, die sich kümmerten – gerade in den ersten vier Jahren, in dem Zeitraum, als Johannes ein Baby war.

Nun, in dieser Gruppe mit seinesgleichen war es anders. Johannes hat sofort wahrgenommen, dass die Kinder, von denen er umgeben war, ihrerseits auch in irgendeiner Weise anders waren. Unter seinesgleichen konnte er sich als Mitmensch, als Mitstreiter einbringen. Er konnte seine Wirkung in *seiner* Gemeinschaft endlich erleben. Er konnte sich erleben, mit seinen Stärken und mit seinen Schwächen. Johannes hat seine Stärken im Psychischen und in Folge dessen im zwischenmenschlichen Verhalten. In dieser Hinsicht gab es seitens der Betreuer bald positive Beschreibungen über Johannes: „Johannes ist der ruhige Pol in der Gruppe." Für Johannes – wie für jeden Menschen – ist es wichtig, sich in seinen Stärken zu erleben. Ich kann mich noch gut erinnern, wie am ersten Elternabend ein Vater erzählte, dass die Tochter, seitdem sie in dieser Gruppe ist, mehr Selbstbewusstsein hat. Das bestätigte meine Beobachtung: unter seinesgleichen kann ein Mensch sich anders entfalten.

Wenn ich sage, Johannes' Stärke ist im Psychischen, dann meine ich folgendes: Johannes ist *mit sich selbst einig.* Das ist eine kurze Beschreibung für das, was sich dahinter verbirgt. Johannes muss keine eigenen inneren Unstimmigkeiten an Anderen auslassen, wie dies bei *normalen* Menschen häufiger vorkommt.

Das Verhältnis, das wir Menschen zu uns selbst haben, ob wir mit uns selbst einig sind oder nicht, ob wir uns selbst lieb haben oder nicht, kommt in der verbalen oder nonverbalen Kommunikation mit Anderen zum Ausdruck. Wir Menschen können nicht *nicht kommunizieren.*

Johannes ist gerne er selbst. Johannes wird wahrscheinlich nie eine seelsorgliche Hilfe benötigen, um eine Störung in seiner Seele zu beheben. Seine Lebenswelt ist beschränkter als die anderer Menschen, aber er ist mit sich selbst einig und ist glücklich. Er möchte kein anderer Mensch sein.

Dieses innere Glücklichsein gibt innere Ruhe, und diese innere Ruhe strahlt er nach außen aus.

Johannes ist nicht *still* – man hört ihn bereits, wenn er die Haustüre noch nicht ganz hinter sich zu gemacht hat, aber das ist etwas anderes: seine Kommunikationsfreude.

Dieses innere Glücklichsein kommt in seiner ausgesprochenen Fröhlichkeit zum Ausdruck. Johannes hat diese – wie ich sie nenne – wunderbare Daseinsfreude in sich.

Diese Daseinsfreude hat für mich auch eine religiöse Ebene. Es ist für mich das, was in der Religion mit *Gott loben* gemeint ist. Wie loben wir Menschen Gott? Indem wir ihn ehren. Wie ehren wir Gott? Gott fühlt sich geehrt, wenn wir gerne leben. Wenn er uns das Leben schenkt, wünscht er sich, dass wir uns daran freuen. So ist das auch, wenn wir einem anderen Menschen etwas schenken. Wir wünschen uns in der Situation, dass der Beschenkte sich freut, dass das Geschenk gut ankommt. Und wir als

Schenkende fühlen uns geehrt, wenn der Andere sich freut, oder?

Johannes ist eigentlich immer gut gelaunt, ein richtiger Sonnenschein. Vergangene Woche sagte ein von mir geschätzter älterer Herr zu mir: „Johannes ist immer so fröhlich, ich selbst kann gar keine derartige Fröhlichkeit ausstrahlen – wie Johannes. Es ist *seine* Gabe." Ich habe mich sehr darüber gefreut, dass ein Mensch in unserer westlichen Leistungsgesellschaft sagt: Fröhlichkeit ist eine Gabe.

Wenn Johannes aus irgendeinem Grund mal traurig ist, weil er sich verletzt hat oder weil er geschimpft wurde, will er so schnell wie möglich in seine fröhliche Grundstimmung zurückfinden. Ich zucke noch heute jedes Mal zusammen, wenn ich irgendwo die Formulierung höre oder lese: „Das Kind leidet an Down-Syndrom. Johannes und viele andere Down-Kinder *leiden nicht,* sie leben gerne. Es zeichnet viele Down-Kinder aus, dass sie diese Daseinsfreude in sich tragen.

Diese positive Grundstimmung macht Johannes psychisch leistungsfähig und gibt die Kraft, so schwere Anfechtungen und Krankheiten zu bestehen, die Johannes am Anfang seines Lebens bestehen musste.

Aufgrund seiner Fröhlichkeit verbreitet Johannes viel gute Stimmung.

In seinem ersten Lebensjahr bekam Johannes ein Delphin-Stofftier geschenkt. Im gleichen Zeitraum hielt ich ein Buch in Händen über Delphine. Über viele Seiten hinweg waren in diesem Buch die Fröhlichkeit und die Freundlichkeit von Delphinen beschrieben. Wie passend, habe ich in den Folgejahren oft gedacht. Johannes ist unser kleiner Delphin. Fröhlichkeit und Freundlichkeit zeichnen auch ihn aus. Ich habe versucht seine Fröhlichkeit in Worte zu kleiden, doch auch seine Freundlichkeit braucht eine eigene Beschreibung, denn sie ist ein ebenso intensiver Wesenszug von Johannes. Was ist Freundlichkeit? Freundlichkeit bedeutet für mich: das Wohlbefinden der Menschen in meinem Umfeld im Blick zu haben und entsprechend zu handeln.

Ich habe schon angesprochen, dass Johannes' Welt klein ist. Das gilt aber nicht im Hinblick auf seine Empfindsamkeit, besonders seine soziale Empfindsamkeit. Er besitzt eine hohe soziale Empfindsamkeit. Das spiegelt sich beispielsweise in solchen Situationen: Wenn seine Schwester traurig ist, tut Johannes alles in seiner Macht Stehende, damit sie wieder fröhlich wird. Oder, als ich vor kurzem gesundheitlich angeschlagen war und seine Schwester zu ihm sagte: „Mama geht es nicht gut. Nimm ein bisschen Rücksicht und sei leise." Johannes redete immer noch leise, als mein Mann am Abend von der Arbeit zurückkam. Zuhause macht sich Johannes gerne nützlich. Er will bei der Hausarbeit mithelfen und tut dies insoweit, als sein motorischer Entwicklungsstand es ihm ermöglicht. Von der Schule wird berichtet, dass Johannes erkennt, wenn ein Mitschüler Hilfe benötigt und er leistet diese auch. Johannes' wohlwollendes Verhalten für seine Mitmenschen ist nicht von uns Eltern anerzogen. Es ist seine natürliche Gabe.

Mit Johannes' Freundlichkeit geht einher, dass Gemeinschaft für ihn das Schönste und Höchste ist. Er ist immer glücklich, wenn die Familie als Ganzes zusammen ist. Beim Samstagmorgenfrühstück in der Familie legt er jedem eine Semmel auf den Teller und nimmt sich selbst zuletzt eine. Dann genießt er das gemeinsame Essen.

Wenn Johannes morgens in den Bus steigt, schaut er als erstes, ob seine Busgemeinschaft komplett ist. Bus fahren ist eine seiner Lieblingsbeschäftigungen von klein auf. Bu (für Bus) war eines seiner ersten Wörter. Bus ist für ihn der Inbegriff für „viele Menschen zusammen".

Als Johannes noch sehr klein war, war bereits zu erkennen, dass der Kontakt zu Menschen für ihn ein zentrales Thema sein würde. Er fühlt sich zu Spielzeug und auch zu Tieren nur mäßig hingezogen. Kontakt bzw. Kommunikation stehen bei Johannes im Mittelpunkt seiner Interessen. Das scheint auf den ersten Blick verwunderlich, wenn man von außen auf Johannes' Sprechfertigkeiten schaut. Im Alter von sechs Jahren konnte er Mama sagen; er kann nun – im Alter von acht Jahren einige Wörter sprechen, doch er muss sich noch einige Laute und Lautkombinationen erarbeiten. Die Sprechfähigkeit von Johannes entwickelt sich so zäh wie alle anderen Entwicklungsbereiche, die mit Motorik zu tun haben. Vor Johannes' Kommen wusste ich selbst auch nicht, dass Sprechen eine motorische Fähigkeit ist. In allen seinen Entwicklungsphasen konnte Johannes in der Weise Sprache verstehen wie das auch sich normal entwickelnde Kinder ihrem Entwicklungsstand gemäß tun. Das Verstehen ist keine motorische, sondern eine kognitive Fähigkeit.

Interessant dabei finde ich: Laute bilden ist genau so eine komplexe motorische Fähigkeit wie gehen, einen Stift führen oder Kartoffeln schälen. Das korrekte Zusammenspiel von Gaumen, Zunge, Zähnen und Lippen um Laute und Lautfolgen zu erzeugen, ist eine motorische Fähigkeit des homo sapiens. Diese Fähigkeit hat sich in der Artentwicklung entsprechend spät ausgebildet. Alle körperlichen Voraussetzungen zum Sprechen hatten die Menschen erst vor 200 000 Jahren. Nach Ansicht der Forscher haben sich die Steinzeitmenschen erst vor rund 100 000 Jahren in der Art ausgetauscht, dass wir es auch heute als Sprache bezeichnen würden.[5]

Wie schon während der Artentwicklung des homo sapiens, so bildet sich auch in der Individualentwicklung des Menschen die Sprechfähigkeit erst dann aus, wenn die erforderlichen motorischen Fähigkeiten gut entwickelt sind. Die Ausbildung der Kauorgane ist die Voraussetzung dafür, dass die Kauorgane als Sprechorgane eingesetzt werden können.

Ich komme zurück zu Johannes und seiner zähen Sprachentwicklung einerseits und seiner ausgeprägten Kommunikationsfreude andererseits. Offensichtlich besteht nur ein loser Zusammenhang zwischen kommunizieren und gut sprechen können. Offensichtlich ist kommunizieren ein viel vielschichtigerer Vorgang zwischen Menschen bzw. Lebewesen. Sprechen hat dabei *nur* die Funktion eines Werkzeuges, eines sehr nützlichen Werkzeuges, eines sehr hochwertigen Werkzeuges. Tiere, die eine *Lautsprache* zur Verfügung haben, wie Delphine und Elefanten, gelten daher auch als hoch entwickelte Säugetiere.

Sprache ist ein Werkzeug. Selbst wenn ein Mensch dieses nicht oder noch nicht ausreichend zur Verfügung hat, kann er kommunizieren. Zu Beginn des Lebens kommuniziert

---

[5] Vgl. Nikolaus Nützel : Sprache oder was den Menschen zum Menschen macht, cbj-Verlag 2007, S. 18 ff.

der Mensch nonverbal. Er teilt sich mit über Blicke, Mimik des Gesichts und Gesten des Körpers. Sein Wort ist ein mehr oder weniger differenziertes Schreien.

Die nonverbale Art des sich Mitteilens hat sich bei Johannes lange erhalten und wird bei ihm eine große Stärke bleiben. Wissenschaftliche Untersuchungen über die Kommunikationsfähigkeit der Kinder mit Down-Syndrom bestätigen, dass nonverbale Kommunikation eine große Stärke dieser Kinder ist.[6]

Johannes kommuniziert – natürlich aus Mangel an Worten, aber auch aus Freude daran – meisterhaft über die Mimik des Gesichtes und über Gesten. Über den im vergangenen Jahr verstorbenen Mimiker Marcel Marceau wurde in der Presse geschrieben: *Er hatte die Gabe zu kommunizieren, jenseits der Sprache.* Das Gleiche kann ich über Johannes sagen. Ich möchte an der Stelle nicht missverstanden werden. Ich möchte Johannes' zähe Sprachentwicklung nicht schönreden oder glorifizieren. Logopädinnen würden mir zu Recht bitterböse Briefe schreiben, wenn ich dies tun würde. Nicht zuletzt bin ich selbst jemand, der sich für Sprache und Sprachen begeistern kann.

Natürlich wünsche ich mir für Johannes und für mich und für alle um ihn herum, dass er seine Sprechfähigkeiten so weit entwickelt, dass er sich in Alltagssituationen ausreichend ausdrücken kann. Er selbst merkt genau, dass da bei ihm ein wichtiges Werkzeug nicht richtig ausgebildet ist.

---

[6] Vgl. Die Kommunikationsfähigkeit der Kinder mit Down-Syndrom in „Leben mit Down-Syndrom", Nr. 56, 2007. S. 14 ff.

Johannes selbst würde gern besser und mehr sprechen können, deshalb strengt er sich besonders hinsichtlich des Spracherwerbs an. Ich unterstütze ihn dabei, so gut ich kann.

Dies alles steht nicht im Widerspruch dazu, dass Johannes' spezifische Sprachentwicklung mich viel lehrt über das Verhältnis von Kommunikation und Sprache. Über Sprache und Sprachen wusste ich vor Johannes' Kommen schon viel.

Sprache – so beobachte ich – hat einen hohen intellektuellen Anteil innerhalb der Kommunikation zwischen Menschen. Das Sprachmaterial ist Phonetik (also Laute), Wortschatz und Grammatik. Diese Bereiche sind leicht zu systematisieren und sind deshalb in der Schule als Schulfach geeignet. Die Schulen tragen in der Regel ihren Teil dazu bei, um bei Kindern das Werkzeug Sprache zu fördern. Gerade heutzutage wird mehr mündlich geübt als noch zu meiner Schulzeit. Dies finde ich richtig, weil lebensnah. Der erste und wichtigste Nutzen von Sprache im realen Leben ist das Verstehen des Gegenübers und das Sprechen mit einem Gegenüber und nicht das Interpretieren von literarischen Texten.

Johannes wird in dem Bereich Sprache vielleicht nicht so weit kommen wie die meisten Menschen mit einer normalen Sprachbegabung. Ich sage *vielleicht*, weil ich keine Angabe machen kann und möchte zu Johannes' Entwicklungspotenzial. Was bisher auffällt, ist, dass Johannes die emotionalen Bereiche von Kommunikation sehr gut beherrscht.

Ich möchte den Punkt *emotionaler Anteil in der Kommunikation* etwas ausführen. Kommunikationsforscher sagen, dass der emotionale Austausch in einer Begegnung in der Regel unterschätzt und der Wortanteil überbewertet wird. Im Menschenbild der westlichen Welt wird der Intellekt des Menschen meines Erachtens stark überbewertet. Der emotionale Anteil der Kommunikation wird in der Begegnung – nonverbal – kommuniziert wie z. B. Sympathie, Antipathie, Angst, Wohlwollen, eine Wellenlänge haben, gute, schlechte Stimmung, die Chemie stimmt.

Wir kennen das alles aus unserem Alltag. Manchmal sagen Menschen nach einem Gespräch: „Das war jetzt aber ein gutes Gespräch!" Dabei hat nur einer der Gesprächspartner gesprochen. Aber derjenige, der diesen Satz äußerte, hatte scheinbar das Gefühl, emotional verstanden zu werden. Das war die wichtige Seite des Gesprächs für diesen Menschen.

Wir erleben es täglich: sich verstehen ist der Sprache vorgelagert. Wenn wir uns mit jemandem verstehen, müssen wir nicht lange überlegen, wie wir etwas sagen. Die Wortwahl wird also unwichtiger. Und umgekehrt: Wenn wir uns nicht gut verstehen, sondern uns bemühen müssen, wählen wir die Worte bewusster. Wo kein sich verstehen ist, ist auch kein Spielraum für Worte.

Oder: Man fühlt sich nicht wohl in einer Begegnung, redet aber viel und übertönt damit unbewusst sein inneres „Nicht-Wohlfühlen". Sprache ist ein sehr vielseitiges Instrument!

In den beschriebenen Situationen sind Worte nicht immer das Instrument für die dahinter stehende emotionale Wirklichkeit. Das Eigentliche in einer Begegnung, in der Kommunikation zwischen Menschen (ich meine nicht das

Fachgespräch, wobei auch hier die emotionale Seite aller Beteiligten mitschwingt) ist die emotionale Realität der Einzelnen und untereinander. Für diese emotionale Realität hat Johannes aufgrund seiner ausgeprägten sozialen Empfindsamkeit feine Antennen. Dazu möchte ich ein paar Episoden erzählen.

Als Johannes fünf Jahre alt war, kam er in den integrativen Kindergarten vor Ort. Zu Beginn des Schuljahres sind im Kindergarten einige Dreijährige, die anfangs noch weinen, wenn die Mama geht. Johannes sieht den dreijährigen weinenden Julius, wendet sich ihm zu, deutet auf ein Buch und das daneben stehende Sofa und macht mit Gesten deutlich, dass Julius sich mit ihm auf das Sofa setzen soll und sie beide zusammen das Buch anschauen. Der Mutter von Julius gibt Johannes deutlich zu verstehen, dass sie gehen kann, er (Johannes) macht das schon mit dem weinenden Julius.

Diese Geschichte macht nicht nur deutlich, dass Johannes ohne Worte auskommt. Seine eigentliche Stärke in der Geschichte ist, dass er den *Nächsten wahrnimmt,* sich ihm positiv zuwendet, und Gemeinschaft mittels emotionaler Kommunikation schafft. So versteht und lebt er Kommunikation.

Ein andere kürzlich erlebte Szene: Fünf oder sechs Personen sind im Wohnzimmer versammelt, Geli klopft an, tritt ein, sagt schüchtern „hallo", einige erwidern ein „hallo", nicht alle. Johannes geht hin, nimmt die hereingekommene Geli bei der Hand, geht mit ihr zu Dieter, der das Hereinkommen von Geli nicht mit „hallo" bestätigt hat. Johannes nimmt die Hand von Geli, legt sie in die Hand von Dieter, schaut dabei Dieter eindringlich an und gibt zu verstehen: Geli ist hereingekommen, das musst du würdigen bzw. registrieren.

Bei solchen Szenen mit Johannes bin ich immer ganz sprachlos; wenn ich sehe, was Johannes in Bruchteilen von Sekunden wahrnimmt und wie er auf seine ganz eigene – besondere – Weise reagiert.

Mit Johannes an der Hand lerne ich den Unterschied von intellektuell und geistig. Geistig ist Johannes sehr verstehend. Er kann Verhaltensweisen und Zustände differenziert wahrnehmen, vernünftig deuten und entsprechend reagieren. Er reagiert so, wie sein freundliches Herz es ihm eingibt. Intellektuell hat Johannes einen Mangel und sein Intellekt braucht eine ihm angemessene Schulung.

Integration und Förderung

14

Vor Kurzem unterhielt ich mich mit lieben Menschen über ein Thema, das Johannes betrifft. Während des Gespräches sagte der Bruder eines Behinderten (ca. 35 Jahre) den vielsagenden Satz: „Meine Eltern sind die Generation, die die Behinderten aus ihren Verstecken herausgeholt haben." Daraufhin musste ich einen Moment innehalten. „Ja, das stimmt!" konnte ich darauf nur sagen.

Das war die Realität noch in den 60iger Jahren: Behinderte wurden versteckt gehalten – aus Angst und aus Unwissenheit der Angehörigen. Die Eltern, die in dieser Zeit behinderte Kinder hatten, haben unsagbar viel geleistet. Sie haben den Mut aufgebracht und die Behinderten ans Tageslicht geholt. Dank des Einsatzes dieser Eltern hat sich das Los der Kinder mit Behinderung und deren Angehörigen zum Positiven hin verändert. *Integration* und *Förderung* waren vor dem Engagement dieser Eltern Fremdwörter im Zusammenhang mit Behinderten. Diese Eltern haben angefangen, die Öffentlichkeit für ein anderes Bewusstsein zu sensibilisieren. Behinderte können auf vielfältige Weise an interessanten Tätigkeiten und Freizeitaktivitäten teilhaben.

Kritische Stimmen werden erwidern, dass in punkto Integration und Bewusstseinsbildung noch viel mehr geschehen muss. Aber ich möchte an dieser Stelle ein Mal dankbar zurückblicken auf das, was andere Elterngenerationen für uns heutige Eltern geleistet haben.

Als Johannes geboren wurde, bekam ich schon in den ersten Tagen die Mappe einer Selbsthilfegruppe an die Hand. Betroffene Eltern hatten sich also im Laufe der letzten Jahrzehnte zusammengetan, um neuen Eltern am Anfang des neuen schweren Weges zur Seite zu stehen. Eine solche Unterstützung wäre vor 50 Jahren noch undenkbar gewesen. Die neuen Eltern standen damals erst mal ganz alleine da, ohne mentale Unterstützung von außen.

Ein anderes Beispiel: Als Johannes geboren wurde, bekam ich von Freunden den Film „der 8. Tag" geschenkt. Dieser großartige Film beschreibt die Begegnung eines jungen Erwachsenen mit Down-Syndrom mit einem Geschäftsmann, der innerlich in einer großen Krise steckt. Nach anfänglich großen Verständigungsschwierigkeiten lässt der Geschäftsmann sich innerlich von diesem besonderen Menschen berühren. Er wird durch die Beziehung geheilt und in dem Film wird deutlich, dass nur ein anderer besonderer Mensch ihn heilen kann. Der Geschäftsmann kann die Beziehung zu seiner Frau heilen und neu aufleben lassen und er kann auf seine Weise seinem Down-Syndrom-Freund viel Gutes tun. Der „8. Tag" ist der Tag, an dem Gott die Down-Kinder erschaffen hat, heißt es in dem Film.

Einen derartigen Film zur Geburt eines behinderten Kindes geschenkt zu bekommen, wäre vor 50 Jahren auch undenkbar gewesen. Für mich war der Film eine wichtige mentale Unterstützung am Anfang des Weges. Ich konnte dank dieses Filmes viel Sinn im Kommen von Johannes sehen.

Integration und Förderung sind selbstverständliche Themen geworden, an denen ständig gearbeitet wird, dank des Einsatzes vieler Menschen und dank des Geldes, das die Gesellschaft (sprich der sog. Staat) für Förderung und Integration bereitstellt.

Nachdem mutige Eltern ihre behinderten Kinder ans Tageslicht geholt haben, hat man angefangen, diese Kinder von allen Seiten zu betrachten und siehe da, man stellte fest: „Du sogenannter Behinderter, du bist ja ein Mensch, veränderbar und entwicklungsfähig wie jeder andere Mensch auch." Und dann hat man angefangen im Geist der Liebe mit und *am* Kind zu arbeiten. In der Arbeit mit Behinderten muss die Erzieherin bzw. die Betreuerin sich hundertprozentig am Kind orientieren. Ein „über die Köpfe hinweg reden", wie das mit normalen Kindern zwar nicht gut aber möglich ist, geht hier gar nicht. In der Behindertenarbeit muss ich mich *am* Kind, an seinem persönlichen Fortschritt orientieren, nicht an einem objektiven Ziel, das ich über das Kind stülpen möchte. So erlebe ich den Umgang mit Johannes. Oberstes Ziel bleibt: das Kind mit seinen inneren Möglichkeiten wahrzunehmen, heute sagt man Potenziale. Dies gilt im Umgang mit einem normalen Kind genau so, nur im Umgang mit einem behinderten Kind wird dieses Prinzip schärfer sichtbar.

Johannes geht nun seit einem halben Jahr in die 1. Klasse der Förderschule. Er geht sehr gerne dorthin, wahrscheinlich weil Unterricht und Mitmenschen auf seine Einzigartigkeit zugeschnitten sind. Bevor er am Morgen Luft holt um *Hallo, hier bin ich* auf seine Weise mitzuteilen, fragt er seine Eltern: „Bus kommt?" (das heißt: ist heute für mich Schule?) Wenn die Antwort dann lautet, ja der Bus kommt, dann ist er glücklich. Das bedeutet für ihn: der Tag läuft so, wie ich es brauche. Ich habe *dort in der Schule* meine Kameraden. Die Kinder bei uns in der Straße sind alle freundlich zu Johannes, er ist akzeptiert, aber nicht integriert. Wenn die Kinder miteinander spielen, muss er in der Regel zuschauen, weil die Spiele, die gespielt werden, zu schnell ablaufen und er in Folge nicht mithalten kann. Bei ganz wenigen Spielen nur kann er mitmachen.

In seiner Schule werden Dinge gemacht, bei denen er als gleich Fähiger oder vergleichbar Fähiger mitten drin ist. Er ist Teil der Gemeinschaft und er braucht dieses Gefühl, ein Teil der Gemeinschaft zu sein. Innerhalb dieser *seiner* Gemeinschaft will er mithalten können. Dort strengt er sich ganz besonders an. Ich habe beobachtend am Unterricht teilgenommen und konnte meinen Augen und Ohren nicht trauen, als ich erlebte, wie Johannes sich bemüht, mithalten zu können. Er will das können, was die anderen aus dieser von ihm gewählten *peergroup* auch können. *Er bestimmt, wen er als seinesgleichen empfindet, nicht ich.*

Johannes war zwischen dem dritten und fünften Lebensjahr in der Fördergruppe der Förderschule. Ein Integrationskindergarten kam zu dem Zeitpunkt für ihn nicht in Frage, weil er mit drei Jahren weder laufen noch sprechen konnte. In diese Fördergruppe ist er gerne gegangen und hat dort gute Fortschritte gemacht. Im Alter von fünf Jahren kam Johannes in den Integrationskindergarten vor Ort. Ich war froh, dass er bei uns im Ort in den Kindergarten gehen konnte. In diesem Kindergarten gab es liebevolle Eltern und Erzieher. Es gab zwei Gruppen mit je 15 Kindern. Von den 15 Kindern waren drei auf ihre Weise besonders.

Wenn ich Johannes morgens in den Kindergarten brachte, konnte ich beobachten, dass er sich zu jüngeren Geschwisterkindern (also Zweijährigen), die ihre Mutter begleiteten, hingezogen fühlte. Er selbst war, von der Entwicklung her betrachtet, in der Altersklasse dieser Kleinkinder. Die kalendarisch gleichaltrigen Kinder, also die 4- und 5-Jährigen waren ihm in der Entwicklung um Jahre voraus. Die konnten mit ihm nicht viel spielen und umgekehrt. Es fehlte zu viel gemeinsame Basis.

Ich habe dieses Gefälle zwischen ihm und den Gleichaltrigen damals empfunden, wie das Gefälle zwischen mir und einem Hochleistungssportler. Auch in diesem Verhältnis fehlt es an gemeinsamer Basis. Ich treibe gerne Sport. Aber was sollte ich mir bei einem Hochleistungssportler abschauen? Für einen Hochleistungssportler sind so viele Fähigkeiten und Fertigkeiten eingeschliffen und selbstverständlich, deren Aneignung für mich jahrzehntelanges Training bedeuten würde. Dieses jahrzehntelange Training trennt den Laien vom Profi. Genau so habe ich das Verhältnis von Johannes zu seinen Gleichaltrigen erlebt. Seine genetische Besonderheit und die damit verbundene Nicht-Fähigkeit in so vielen Alltagsfertigkeiten trennen ihn von den selbstverständlichen Möglichkeiten der Norm-Kinder. Natürlich kann und will Johannes noch viel lernen, aber er wird es in seinem Tempo tun. In der Förderschule ist dieses sein persönliches Tempo nichts Besonderes.

Ich habe viele Kinder mit Down-Syndrom kennen gelernt, die in ihrer Entwicklung schneller sind als Johannes und dementsprechend sind sie auch näher an der Entwicklung von Norm-Kindern. Diese Kinder sind im Integrationskindergarten optimal untergebracht und können sich dort viel Nützliches bei den Norm-Kindern abschauen. Da Integration ein gewichtiges Thema rund um Behinderung geworden ist und ich selbst nicht alle Aspekte dieses komplexen Themas ansprechen kann, möchte ich mich auf meine persönlichen Erfahrungen beschränken. In dem Zusammenhang möchte ich die Menschen zu Wort kommen lassen, die ich mit Johannes im Integrationskindergarten kennen gelernt habe, die normalen Kinder aus seiner Gruppe bzw. deren Mütter, seine Erzieherinnen und eine Psychologin, die mit dem Thema von Berufs wegen und aus persönlicher Erfahrung vertraut ist.

Zunächst lasse ich die Mütter zu Wort kommen. Ich habe 3 Müttern 4 Fragen gestellt, mit der Bitte, diese möglichst offenherzig, also aufrichtig zu beantworten.

Meine Fragen an die Mütter:
1. Frage: Hat dein Kind manchmal oder öfter zu Hause
   über Johannes gesprochen? In welcher Weise? Waren
   es Fragen zur Behinderung oder Beobachtungen sei-
   tens des Kindes?

Mutter, Angela:
Unser Kind hat nur kurz von Johannes gesprochen, z. B. hat es beobachtet, dass Johannes nicht so viel reden kann oder es hat gesagt, dass er nicht so schnell rennen kann und dass er noch eine Windel braucht.

Fragen zur Behinderung hat mein Kind nicht gestellt. Er kennt die Kindergartenzeit nur so: „anders"-sein und „normal"-sein, alles zusammen. Jeder hat etwas „anderes", ist „anders".

Mutter, Beate:
Joshua hat sehr oft über Johannes gesprochen, er war öfter
Thema am Tisch. Die Fragen waren: Warum geht und
läuft Johannes so komisch? Warum redet er nicht richtig?
Ich verstehe ihn so schlecht. Joshua fand es toll, als Johannes irgendwann einzelne Silben sprechen konnte. Später
hat Joshua auch begriffen, dass Johannes behindert ist,
weil das Thema im Kindergarten besprochen wurde.

Mutter, Anne-Kristin:
Anfangs, als Johannes neu in den Kindergarten kam,
hat Simon viel von ihm gesprochen. Aber nicht negativ,
sondern in einer interessierten, neugierigen Art und
Weise. Ich habe ihm die Fragen zur Behinderung bildlich
zu erklären versucht, etwa in der Art: Gott hat solche
und solche Menschen erschaffen... Für Simon war
das Thema dann auch geklärt. Ich denke, für ihn war
Johannes dann einfach ein fester Bestandteil der Gruppe,
der dazugehörte.

2. Frage: Hat dein Kind erzählt, dass Johannes Dinge,
z. B. Legokonstruktionen kaputt gemacht hat? Mögli-
cherweise, weil es Johannes' einzige Art und Weise
war, mitspielen zu können? Wie hat dein Kind darauf
reagiert?

Mutter, Angela:
Unser Kind hat keine derartigen negativen Dinge über
Johannes erzählt. Einmal berichtete unser Kind von einem
Erlebnis mit einem anderen, körperbehinderten Kind im
Sandkasten. Dazu muss man wissen, dass dieses Kind

Spastiken hat, die das Gehen nur auf ebenen Flächen ermöglichen und es mit den Händen nur schwer Gegenstände ziehen, aber nicht richtig greifen kann, es geistig aber „normal" entwickelt ist. Unser Kind berichtete, dass dieses Kind kopfüber in ein von anderen Kindern sehr tief gebuddeltes Loch gestürzt ist. Es hat sehr geweint und konnte nur mit Hilfe einer Erzieherin herauskommen. Die Mama des Kindes kam später hinzu und hat ihr Kind getröstet. Unser Kind sagte zu der Situation, dass es selbst bestimmt aus dem Loch hätte herausklettern können, aber das andere Kind leider nicht. „Wir müssen alle noch mehr auf das Kind achten, damit so etwas Schreckliches nicht wieder passieren kann", meinte unser Sohn.

Mutter, Beate:
Leonie hat es total genervt, dass Johannes ihr beim Malen am Maltisch oft bis ständig aufs Blatt gekritzelt hat. Ich habe ihr dann den Gedankenanstoß gegeben, dass er sich vielleicht nur „so" ausdrücken könne, um ihr zu zeigen, dass er ihr Freund sein möchte. Mein Lieber, das hat sie ins Grübeln gebracht!!

Mutter, Anne-Kristin:
Simon ist ein großer Lego-Bauer und auch sehr eigen darin. Manchmal hat er erzählt, dass Johannes etwas kaputt gemacht hat und „dass das sehr nervig war." Ich hatte aber das Gefühl, dass Simon darüber nicht sauer war oder wütend, sondern nur etwas genervt. Im Grunde hat er in gleicher Weise über die „Kleinen" der Gruppe gesprochen (die 3- bis 4-Jährigen), die ihm sogar öfter als

Johannes irgendwas kaputt gemacht haben: „Die sind so nervig . . ."

3. *Frage:*
   a) *Was hat dein Kind – deiner Meinung nach*
      – durch das Zusammensein mit Johannes gelernt?
      Oder: Inwiefern hat das Zusammensein mit Johannes deinem Kind gut getan?
   b) *Inwiefern hat das Zusammensein mit anderen behinderten Kindern deinem Kind gut getan?*

Mutter, Angela:
a) Johannes Freude und Freundlichkeit ist einfach ansteckend. Alltägliche Aufgaben alleine tun zu können, ist nicht bei allen selbstverständlich, z. B. auf die Toilette gehen usw. Dankbarkeit für eigene Fähigkeiten, siehe dazu auch Antwort zu Frage 2 „Ich hätte bestimmt alleine aus dem Loch herauskommen können." Unser Kind möchte gern helfen, wenn jemand seine Hilfe braucht, siehe dazu Antwort auf Frage 2: „Wir müssen alle noch mehr aufpassen."
Die schönste Gemeinschaft ist eine, in der alle teilen und es „Schwächen" und „Stärken" geben darf – unabhängig von Leistungen. Alle sind „anders" – offen sein für „andere". Letzteres sind Schätze, die oft Mangelware sind.

b) Unser Kind sagte nach einem gemeinsamen Urlaub mit Johannes: „Der Johannes ist immer lieb. Ich habe ihn auch lieb."

Mutter, Beate:
a) Rücksicht nehmen, hilfsbereit sein (Johannes beim Anziehen helfen) Einsicht, dass Kinder sich unterschiedlich
schnell entwickeln.
b) Es konnte lernen, dass jeder seine Macken, Stärken und
Schwächen hat.

Mutter, Anne-Kristin:
a) Wie schon in Nr. 1 gesagt, war Johannes für Simon ein
festes und akzeptiertes Gruppenmitglied. Er wollte ihn
dann auch gerne mal zu sich einladen (was wir gemacht
haben). Natürlich hatte Simon gedacht, er bekommt nun
Besuch und dies läuft genau so ab, wie wenn Paula, Flori-
an oder ein anders Kind kommt. Simon hat bald gemerkt,
dass dieser Besuch anders abläuft, aber er hat sich – so
weit ich mich erinnere – bemüht, dass Johannes sich
wohlfühlt.
Generell hat ihm das Zusammensein mit Johannes gut
getan, weil ihm dadurch bewusst geworden ist, dass nicht
alle Menschen „normal" sind bzw. so wie er.
Ich denke, Simons Auffassung von den Menschen und wie
sie sind, ist dadurch eine andere geworden.
Der Sohn einer Freundin (Simons Alter – die Kinder kennen sich schon lange) ist nicht in einen Integrationskindergarten gegangen. Die Freundin erzählte mir, dass ihr Sohn
immer einen „großen Bogen" um Kinder/Erwachsene mit
Behinderung macht und ihnen mit großen Augen hinterher
schaut. Simon dagegen ist aufgeschlossen und ohne
Scheu.

b) Sehr viel hat Simon auch von Andreas (dem Praktikanten im Rollstuhl) erzählt; den mochte Simon sehr gerne. Und natürlich von Luca, dem Kind mit der Körperbehinderung, nicht über die Behinderung, sondern „Kindergarten-Angelegenheiten". Den wollte er auch gerne mal zu sich einladen. Leider ist es nie dazu gekommen (Umzug, etc.)

4. Frage: Schwierige Frage: Hattest du den Eindruck, dass das Zusammensein mit den normalen Kindern Johannes gut getan hat? Inwiefern?

Mutter, Angela:
Ich glaube bestimmt, dass Johannes gespürt hat: Ich bin, so wie ich bin, angenommen im Kindergarten und gehöre dazu. Ganz nach dem Motto: Dabei sein ist alles. Ich bin fest davon überzeugt, dass Johannes durch die „normalen Kinder" viele Anregungen erhalten hat, Dinge, die für ihn vielleicht schwierig sind, mal zu testen oder sich zu erarbeiten. Diese Anregungen hätte er vielleicht in einer Einrichtung nur für „behinderte Kinder" nicht erhalten.
Ich denke, dass Johannes hier im Kindergarten auch Erfahrungen für sein späteres Leben sammeln konnte, z. B., dass manche normale Kinder nicht mit ihm zurechtkommen und andere eher. Das trifft ja auf Erwachsene genauso zu. Interessanterweise hat er sich im Kindergarten besonders an die Personen gewandt, bei denen er Verständnis und Zuneigung gespürt hat, z. B. Frau Zinner. Ich denke, dass er von ihr besonders profitiert hat.

Mutter, Beate:
Ich denke: Ja! Kinder lernen von Kindern. Jüngere von Älteren und umgekehrt, durch Zu- und Abschauen. Johannes hat sehr oft dagestanden oder auf dem Boden gesessen und hat zugeschaut, also beobachtet und gespeichert. Ich kann mir gut vorstellen, dass dabei etwas für ihn hängen geblieben ist.

Mutter, Anne-Kristin:
Das ist wirklich eine schwierige Frage, denn im Grunde kenne ich Johannes zu wenig, um diese Frage zu beantworten. Vielleicht hat er wirklich davon profitiert, mit sogenannten normalen Kindern zusammen zu sein. Vielleicht haben sie ihm neue oder andere Impulse gegeben. Gerne würde ich von Dir erfahren, was Du diesbezüglich für einen Eindruck hattest.

Meine Fragen an die Erzieherinnen:
1. Frage:
  a) Was beobachten Sie an den sogenannten normalen Kindern? Ist das Verhältnis der nicht behinderten Kinder zu Johannes (und anderen Kindern mit Behinderung) von Interesse und Neugierde geprägt? Wollen die Kinder mehr wissen über die Behinderung?
  b) Gibt es da einen Unterschied zwischen Mädchen und Jungs?

a) Die nicht behinderten Kinder zeigten auf alle Fälle Interesse und Neugierde an Johannes. Es wurden Fragen und Vergleiche in Bezug auf sein Verhalten gestellt.

Jedoch hing dieses Interesse und genauere Nachfragen sehr vom einzelnen Kind ab.

b) Das Interesse der Mädchen an Johannes lag darin, dass sie sich zunächst um ihn kümmern konnten (Fürsorge wie bei einem Kleinkind oder Baby). Später zeigte sich ein verstärktes Interesse, zu verstehen, warum Johannes anders ist.

2. *Frage: Hängt die Akzeptanz der behinderten Kinder seitens der normalen Kinder mit der Art der Behinderung zusammen? Oder eher mit dem Charakter des behinderten Kindes?*

Die Akzeptanz der normalen Kinder hängt eher mit der Fähigkeit, Kontakte zu knüpfen (Interaktion und Kommunikation) zusammen.
Die Art der Behinderung benötigt bei Kindern und Erwachsenen gleichermaßen eine Eingewöhnungszeit (Erlernen des Umgangs und Vorsichtsmaßnahmen), danach folgt meist ein ungezwungener Umgang.

3. *Frage: Inwiefern bereichern die behinderten Kinder die normalen Kinder? Inwiefern die normalen Kinder die Kinder mit Behinderung? (Ganz spontan, nicht zu gründlich.)*

Eine Bereicherung findet in jedem Fall statt. Die nicht behinderten Kinder werden sensibler, feinfühliger und praktizieren die erworbene Rücksichtsnahme immer wieder im Umgang mit anderen normalen Gruppenmitgliedern. Diskriminierung von Schwächen ist fast kein Thema in einer integrativen Gruppe. Es wird nicht ausgegrenzt. Jeder übernimmt gerne ein wenig Verantwortung und hilft einem behinderten Kind, z. B. im Falle von Johannes halfen die Kinder ihm bei der Brotzeit; beim Spazieren gehen haben ihn zwei Kinder an die Hand genommen.

Für Johannes war es eine Bereicherung, den sozialen Umgang vorgelebt zu bekommen, er hatte seinerseits immer das Bedürfnis, den positiven Umgang nachzuahmen und ein Teil der Gruppe zu sein.

4. Frage: Aus der Erfahrung mit Johannes unterscheide ich: der Behinderte ist akzeptiert, das ist das Eine; der Behinderte ist integriert, das ist das Andere. Unterscheiden Sie dies auch?

Bei Johannes war die Akzeptanz auf jeden Fall vorhanden, sowohl bei den Kindern als auch bei den Eltern. Eine vollständige Integration fand jedoch nicht statt. Dies wurde in seinem letzten Kindergartenjahr recht deutlich. Seine Fähigkeit der verbalen Kommunikation war zu diesem Zeitpunkt nicht ausreichend, um Kontakte zu vertiefen oder um ein gleichberechtigtes Spielen zu ermöglichen.

Meine Fragen an die Psychologin Anne Lehmann:
1. Frage: Sie sind viel in Kontakt gekommen mit Eltern von behinderten Kindern.
a) Hatten Sie den Eindruck, die Eltern wünschen sich mehr Zusammensein ihrer behinderten Kinder mit den sogenannten normalen Kindern?

b) Was erwarten die Eltern vom Zusammensein?
c) Sind diese Erwartungen in Ihren Augen realistisch?

Eltern wie Kinder sind unterschiedlich. Die Bedürfnisse einzelner Eltern und Kinder wechseln auch mit der Zeit. Es gibt Eltern, Kinder und Zeiten, in denen das Bedürfnis nach Aufgehobensein „im großen Ganzen" sehr ausgeprägt ist, weil ich mich als isoliert und „unnormal" erlebe (oft aus einer illusorischen Vorstellung von Normalität heraus).

Zu anderen Zeiten (und anderen Menschen) genügt das Bewusstsein, dass eine Mehrheit aus vielen Minderheiten besteht, die sich berühren. Und dass ich als Einzelwesen und kleine Gemeinschaft dem großen Ganzen zugehörig bin. Hilfreich ist in jedem Fall Beziehung, Berührung und Kontakt untereinander, unter den sogenannten Behinderten und sogenannten nicht Behinderten.
b) und c) Eltern können realistische und illusorische, bewusste und unbewusste, angemessene und unangemessene Erwartungen an Integration haben. Realistisch ist in diesem Zusammenhang für mich die Erwartung, dass mein Kind als Mensch, so wie es ist, der Gemeinschaft aller angehört und angenommen wird. Illusorisch wäre für mich, zu glauben, das mein einzigartiges Kind durch Kontakt zu sogenannten Normalen normaler, sprich normierter wird (eine verbreitete unbewusste Erwartung von Eltern). Insbesondere ist eine weit verbreitete Illusion, sogenannte behinderte Kinder könnten automatisch und grundsätzlich von sogenannten normalen Kindern profitieren. Dies muss in jedem Einzelfall genau geprüft werden.

Tatsache ist auch, als Familie dem großen Ganzen anzugehören und angenommen zu werden. Illusorisch ist in der Regel, als einzigartige Familie vom großen Ganzen der „Nicht-Betroffenen" verstanden zu werden.

2. Frage: Ihrer Erfahrung nach:
   a) Was verstehen Sie unter Förderung?
   b) Was verstehen Sie nicht unter Förderung?

Unter Förderung verstehe ich nicht eine wie auch immer geartete Anpassung eines Kindes an eine Norm. Vor allem verstehe ich unter Förderung im Bereich sogenannter behinderter Kinder nicht die unausgesprochene Forderung der Gesellschaft (vertreten durch Fachleute, Familie und andere Kontaktpersonen) an die Mutter, das Kind durch ununterbrochene Therapie zu normieren und sie für jeden „Misserfolg" (im Sinne ausbleibender Normierung des Kindes) allein verantwortlich zu machen. Dieser Tendenz in der Gesellschaft allgemein und im „Therapiebetrieb" im Besonderen trete ich entschieden entgegen.

3. Frage: Sie selbst haben ein Kind mit einer körperlichen Behinderung. Bei ihrem Kind ist Integration sehr weit gelungen. Ist Ihr Fazit dementsprechend: Integration über alles. Oder differenzieren Sie in punkto Integration?

Integration im Sinne von Teilhabe an einer Gemeinschaft ist für jeden Menschen unabdingbar notwendig und unentbehrlich. Gelungene Integration bedeutet für mich, dass die Mitglieder einer Gemeinschaft über eine ausreichend entwickelte Beziehungsfähigkeit verfügen, die sie in die Lage versetzt, mit anderen Mitgliedern in der Gemeinschaft in (entwicklungs-)förderlichen Kontakt zu kommen. Für Gemeinschaften zwischen sogenannten behinderten und sogenannten nicht behinderten Menschen bedeutet dies, dass das Zusammenleben dann möglich und förderlich ist, wenn die Beziehung untereinander und der Kontakt zueinander förderlich sind. Das kann (zum Beispiel für ein gehörloses oder geistig behindertes Kind) bedeuten, dass es in einer behinderungsspezifischen Einrichtung besser gefördert werden kann, weil dort die technischen und menschlichen Kontaktmöglichkeiten auf die Behinderungsart optimal abgestimmt werden können. Das kann aber (zum Beispiel für ein körperbehindertes oder blindes Kind, das über durchschnittliche Beziehungsfähigkeit verfügt) umgekehrt bedeuten, dass eine Sondereinrichtung schlicht überflüssig ist. Hier ist der Weg aus meiner Sicht wie alle Förderwege einzigartig und individuell zu suchen und zu finden.

Behinderung und Bereicherung

15

Insgesamt sollten wir Menschen mit dem Wort behindert sehr sorgfältig umgehen. Das hat mich der Umgang mit Johannes und alle Erfahrungen, die ich durch bzw. über ihn gemacht habe, gelehrt. Ich selbst gehe inzwischen sehr sorgfältig mit dem Wort behindert um. Ich habe die Erfahrung gemacht, dass Johannes in einigen Bereichen des Menschseins sehr reich ausgestattet ist und ganz und gar nicht minderbemittelt oder unfähig oder behindert ist.

Behindert hat landläufig die Bedeutung von *unfähig*. Oft meint man damit die Unfähigkeit, durchschnittliche Leistungen auf körperlicher und intellektueller Ebene vollbringen zu können. Sogenannte emotionale oder soziale Behinderungen werden landläufig in der Regel nicht mit dem Wort *behindert* bezeichnet – nur von Fachleuten. Umgangssprachlich heißt es einfach, dieser oder jener Mensch ist *schwierig* und es wird eher versucht, diese Seite des Menschen zu tabuisieren.

Ein Mensch mit einer Behinderung – egal welcher Art – ist nicht automatisch vollumfänglich *unfähig*, sondern in die eine oder andere Richtung nicht in dem Maße fähig wie die von uns Menschen definierte Norm. Aus dem Grunde ist es richtiger zu sagen: ein Mensch hat eine Behinderung und nicht: ein Mensch *ist* behindert. Im Falle von Johannes: *Johannes hat Down-Syndrom, Johannes hat eine Behinderung.* Es wäre falsch zu sagen: Er ist (vollumfänglich) *behindert.* Das stimmt nicht. Johannes hat, wie schon beschrieben, seine Schwächen im intellektuellen Bereich und seine Stärken im emotionalen und sozialen Bereich. Insofern finde ich die englische Bezeichnung *differently abled (anderweitig begabt)* für Johannes angemessen und nicht die Bezeichnung *unabled (unfähig).*

In mancher Hinsicht ist auch die moderne Bezeichnung *entwicklungsverzögert* sehr brauchbar. Die meisten Down-Kinder sind motorisch entwicklungsverzögert, d. h. sie lernen die motorischen Entwicklungsschritte später als Kinder mit einer Normentwicklung.

Mehrfach hat seine Schwester über Johannes so oder ähnlich gesagt: „Der ist nicht behindert. Das ist nicht treffend. Ein Stern-Kind ist er, auf jeden Fall. Und anders." Genau so habe ich auch empfunden, von Anfang an, von dem Moment an, als ich ihn angenommen hatte. Meine Sichtweise habe ich wieder gefunden in der Geschichte *Willkommen in Holland.*

Ich möchte diese Geschichte abdrucken, nicht nur weil sie mir in den Anfangszeiten mit Johannes eine wichtige Begleiterin war, sondern weil man diese Geschichte auch auf andere Situationen des Lebens übertragen kann.

Willkommen in Holland (von Emily Perl Kingsley)
Ich werde oft gefragt zu erklären, wie man sich fühlt ein Kind aufzuziehen, das eine Behinderung hat. Um Leuten das Gefühl dieser einzigartigen Beziehung zu erklären, benutze ich gerne eine Parabel. Es ist so . . .
„Wenn man ein Baby bekommt, ist es so, als ob man sich

auf eine fantastische Reise begibt – nach Italien. Man kauft eine Menge an Touristenführern und macht wundervolle Pläne. Das Kolosseum. Den Michelangelo-David. Die Gondeln in Venedig. Man lernt bestimmt auch ein paar Wörter auf Italienisch. Kurz: es ist eine sehr schöne Zeit. Nach einigen Monaten der schönen Vorbereitung ist endlich der große Tag da. Du packst deine Koffer. Einige Stunden später, das Flugzeug landet. Die Stewardess kommt und sagt: ‚Willkommen in Holland'.

‚Holland?!?' sagst du. ‚Was meinen Sie? Ich habe doch einen Urlaub nach Italien gebucht! Ich soll doch in Italien sein. Mein ganzes Leben habe ich davon geträumt nach Italien zu fliegen.' Aber da war eine Flugplanänderung. Der Flieger ist in Holland gelandet und du musst da bleiben. Das Wichtigste ist, dass du nicht in einem dreckigen, seuchenverpesteten Land gelandet bist. Es ist nur anders! Also, jetzt fängst du wieder an und kaufst neue Touristenführer. Du musst jetzt eine völlig neue Sprache lernen. Und du wirst eine total neue Gruppe von Menschen treffen, die du vielleicht niemals kennen gelernt hättest, wenn die Dinge anders wären. Es ist nur ein anderer Ort. Es ist langsamer als Italien, vielleicht nicht so viel Glamour. Aber wenn du eine Zeit lang dort bist, merkst du schnell, dass es auch seine Vorteile hat. Du fängst an, um dich zu schauen: Holland hat wunderschöne Windmühlen, Holland hat Tulpen. Holland hat sogar Rembrandt.

Aber jeder, den du kennst, ist zu beschäftigt, die Schönheit Hollands zu erkennen, denn alle sind auf dem Weg nach Italien. Alle erzählen, wie toll es doch in Italien ist und was für eine tolle Zeit der Urlaub doch war. Und – für den Rest deines Lebens wirst du dir sagen: ‚Ja, das ist der

Urlaub, den ich geplant hatte! (Italien) Da wollte ich auch hin!!' Und das Gefühl verletzt zu sein, einen Traum verloren zu haben, wird nie verschwinden. Denn ein großer Traum ist nicht wahr geworden, ein großer Verlust!'
Aber wenn du immer und immer den Verlust deines Italienurlaubs beweinst, wirst du niemals die Schönheit Hollands und dessen spezielle Sehenswürdigkeiten sehen, kennen und lieben lernen. Denn Holland ist – genauso wie Italien – eine Erfahrung für sich und den Betrachter." [7]

In den ersten Jahren mit Johannes habe ich das Kommen von Johannes mehrfach geträumt in einem Bild, als einen Umzug (nicht nach Holland, das wäre nicht fremdartig genug) in ein mir völlig fremdes Land, als einen Umzug nach China. Ein unfreiwilliger Umzug mit der Familie nach China – für immer – ist wahrscheinlich ein vergleichbarer Kraftakt wie das Aufziehen von Johannes. Was ich alles lernen müsste! Was mir alles an Neuem begegnen würde! Wie lange es dauern würde, bis ich sagen könnte: Ich komme zurecht! Das würde auch mindestens fünf Jahre dauern!

Das Leben hält so manchen äußeren oder inneren unfreiwilligen Umzug für uns bereit. Wir werden einfach in den Umzugswagen gepackt und müssen mitmachen.

Ich komme noch mal zurück auf meinen ersten Satz in diesem Kapitel: Wir müssen sorgfältig umgehen mit dem Wort *behindert*. Begriffe bestimmen unsere Denkweise und damit Sichtweise. Denkweisen setzen sich fest in

---

[7] Entnommen aus C. Rapp: Außergewöhnlich, Paranus 2004, S. 38 f

unseren Herzen und Köpfen und das, was wir meinen über einen Menschen zu wissen, das *nehmen* wir auch an diesem Menschen verstärkt *wahr*.

Das alte, traditionelle Wort *behindert* ist in gewisser Weise gefährlich für die Köpfe und Herzen der Menschen, weil viele mit *behindert* unfähig also minderwertig und daraus folgernd – *feindselig* assoziieren. Was in der Menschengemeinschaft als minderwertig oder feindselig angesehen wird, wird bei den Nicht-besser-Wissenden bekämpft und in der Folge umgebracht. Dieses Umgebracht-werden war nicht nur das Ende vieler Down-Kinder im Dritten Reich, auch heute werden 90 % der diagnostizierten Down-Kinder umgebracht, bevor sie auf die Welt kommen. Diese Tatsache ist für mich grausamst. Nicht nur wegen der Kinder, die nicht leben durften, aber vielleicht so *gerne* gelebt hätten – wie Johannes.

Ich empfinde es aus unterschiedlichen Gründen grausam: Jeder, der einmal am *Familien stellen* teilgenommen hat, hat vielleicht an einem Fall erlebt, was für verheerende Folgen eine Abtreibung innerhalb des *Systems Familie* haben kann. Das nicht angenommene, abgetriebene Menschlein ist nicht weg, vom Erdboden verschluckt oder wie auch immer. Es gibt keinen Schrottplatz für eine Menschenseele. Die nicht angenommene Menschenseele lebt weiter – vielleicht in einer nicht erklärbaren Depression eines Verwandten des *Familiensystems*.

Ich kann an der Stelle nicht weiter eingehen auf das komplexe Thema *Abtreibungen innerhalb des Familiensystems*. Es würde den Rahmen sprengen. Ich will da nur auf einen Zusammenhang hindeuten, der allgemein viel zu wenig bekannt ist, denke ich. Abtreiben hat nicht nur eine moralische Seite, sondern eine psychische Seite für alle aus dem Familienverband.

Ich möchte auch nicht jede Frau, die abtreibt, gnadenlos als Mörderin darstellen. Man muss in der Beurteilung solch extrem schwieriger Lebensentscheidungen sehr genau hinschauen. Nicht wenige Frauen treiben ab als Folge des Druckes, den die Umgebung ausgesprochen oder unausgesprochen auf sie ausübt. Ich selbst war einem solchen Druck ausgesetzt und habe erlebt, wie massiv Druck von außen in dieser Situation wirkt.

Gott ist gnädig: ER schenkt uns einen Menschen.
Ich selbst finde das Vernichten von Menschen mit Behinderungen grausam, aus einem ganz anderen Grund.

Menschen mit Behinderungen haben innerhalb der Menschengemeinschaft eine *wichtige spirituelle Funktion.* Das haben mich der Umgang mit Johannes und die Lektionen, die er für mich dabei hatte, deutlich gelehrt. In der Weise, wie Behinderte diese Funktion innehaben, *können* Normale diese Funktion gar nicht übernehmen. Wenn ich es schaffe, an der behinderten Seite eines Menschen das Positive mitzusehen, dann benutze ich persönlich gerne die *Abkürzung* und rede vom *Behinderten.* In mir schwingt bei dem Wort – inzwischen – sehr viel Positives mit. Dieses Positive kann nur im Umgang mit einem Behinderten wachsen, es kann nicht das Ergebnis eines Vorurteils sein.

Die Behinderten (nun sage ich das Wort sehr bewusst, weil ich das Positive sehe und betrachte) enthalten wichtige Offenbarungen, also Lektionen für die Normalen. Im *Umgang* mit dem Behinderten lernt der Normale viel über die Prinzipien des Lebens, also über das, was im Leben wichtig ist, was wertvoll ist, was lebendig macht, religiös ausgedrückt: über den *Willen Gottes*.

Im Umgang mit Johannes und allem, was damit verbunden ist, habe ich viel über den Willen Gottes gelernt. Der *Umgang* mit einem Behinderten wirkt in unserer Seele wie eine *Grenzerfahrung* – finde ich. Nach einer schweren, überstandenen Krankheit (eine Grenzerfahrung) sortieren wir häufig unsere Werte innerlich neu. Oft können wir uns dann leichter von Unwichtigem trennen und das sogenannte Selbstverständliche schätzen lernen.

Wenn ein junger Mensch aus unserer Mitte gestorben ist (eine andere Grenzerfahrung), sortieren wir auch in diesem Fall unsere Werte neu. Wir wissen dann nicht nur, sondern wir spüren, wie wertvoll gemeinsame Stunden mit geliebten Menschen sind.

Wenn Paare kein Kind bekommen können (eine weitere Grenzerfahrung), sortieren sie ihre Werte auch oft neu. Sie spüren, dass sie ihr Leben nicht planen können und lernen los zu lassen von innigsten Wünschen. Vielleicht lernen sie sich zu öffnen für „andere" Kinder, andere Dinge, die sie im Leben schaffen.

Also sind Grenzerfahrungen dazu da, uns Menschen innerlich, also spirituell neu zu sortieren, Werte neu zu fühlen und neu zu priorisieren. Grenzerfahrungen wirken in unserer Seele wie ein *guter Erzieher*.

Eine Frau, die schon jahrzehntelang in der Behindertenarbeit tätig ist, *gestand* mir mal in einem schönen Gespräch genau das: die Behinderten seien ihre *Erzieher*.

Durch einen *Mitmenschen*, mit dem wir – offenherzig – in Kontakt treten, dem gegenüber wir uns nicht *erhaben* dünken, erfahren wir Gott und seine Botschaft der Liebe und der Lebendigkeit. Das kann ein Freund sein, aber genau so auch der *Andere*, z. B. der *Behinderte in der Rolle des Erziehers.*

Das ist das, was uns jedes Jahr an Weihnachten neu berührt: Gott schenkt uns einen *Menschen.* Er wirft nicht Lehrbücher vom Himmel herunter, um uns seinen Willen kundzutun. Nein, er schickt ein Menschlein. Im Falle von Jesus war dies auch kein Prinzchen, sondern ein *kleines* Menschlein in *schäbigen* Verhältnissen geboren. Rund um die ganze Geburtsgeschichte Jesu wird deutlich, dass Gott uns sagen will, wie sehr wir vom sogenannten Schwachen und Schäbigen lernen können. Auf rein menschlicher Ebene ist dies ein Paradox, auf der Ebene, auf der Gott steht, der uns übersteigt, ist dies offensichtlich kein Paradox.

Wenn ein Mensch oder ein Menschlein in mein Leben kommt und mich verändert, dann geschieht *mein persönliches Weihnachten.* In meinen Augen ist Weihnachten nicht nur eine einmalige historische Angelegenheit. Natürlich können oder dürfen wir uns an Weihnachten daran erfreuen, dass Gott der Menschengemeinschaft Jesus geschenkt hat. Und Gott schenkt uns in ihm das Vorbild für ein gutes Gelingen des Lebens.

In Weihnachten steckt noch mehr: wir können uns an Weihnachten erfreuen an den Menschen, die uns verändert haben, die dazu beigetragen haben, dass wir lebendiger geworden sind, dass mehr Leben in uns gekommen ist, die die inneren Lehrer unseres Lebens waren. Auch wenn wir dies manchmal erst viel später erkennen können. Wenn Gott uns solche Menschen, solche Begegnungen schenkt, dann schenkt er uns seine Gnade. Dann erleben wir *Gott ist gnädig*. *Johannes* ist die griechische Form des hebräischen *Yochanan*, was so viel bedeutet wie „der Herr ist gnädig" / „der Herr hat seine Gnade erwiesen".[8]

Vor mehr als zwanzig Jahren erzählte mir eine befreundete Psychologin, dass viele Frauen, die vor der Geburt ihres Kindes nicht viel von Gott gehört haben, durch ihr Kind in eine persönliche Beziehung zu Gott gekommen sind. Das hatte mich damals sehr positiv berührt. Heute würde ich sagen: Dieses – ihr eigenes – Kindlein ist das persönliche Weihnachten dieser Mütter.

*Der Behinderte, als Spiegel meines Inneren
und als Botschafter*

Als ich mit Johannes schwanger war, stand ich eines Tages mit dem Auto an einer roten Ampel. Vor mir stand ein Auto mit dem Aufkleber *Wir sind alle irgendwie behindert*. Diesen Satz hatte ich so noch nicht gehört. Dieser Gedanke hatte aber sofort Resonanz bei mir ausgelöst. Dieser Satz bringt zwei Wirklichkeiten zusammen oder in Verbindung, die sonst gerne getrennt werden. Hier sind wir sogenannten Normalen und da sind die sogenannten Behinderten. Die Wirklichkeit ist aber anders. Wir haben viel mehr miteinander zu tun, als uns lieb ist, vielleicht. Wir sogenannte Normale sind alle *irgendwie behindert* (wie es auf dem Aufkleber zu lesen war), ich kann auch sagen, ungesund oder sündig. Die sogenannten Behin-

---

[8] Aus: Merril C. Tenney, Namen und Begriffe der Bibel, 1972, Schulte Wetzlar

derten sind normaler, als wir denken. Anstatt normal kann ich auch sagen verständig, offen, liebevoll.

Die sogenannten Behinderten haben innerhalb der Menschengemeinschaft – wie oben beschrieben – eine wichtige spirituelle Rolle als innere Erzieher.

Sie haben noch weitere wichtige spirituelle Rollen innerhalb der Menschengemeinschaft, finde ich. Sie können zum Gleichnis für unsere Behinderungen werden, für die seelischen, emotionalen, sozialen Behinderungen von uns sogenannten normalen Menschen.

Ein *Blinder* zum Beispiel bildet meine seelische Blindheit ab, wenn ich von Blindheit geschlagen bin und ich die Dinge, die da sind *in* mir und *neben* mir, nicht sehe, beispielsweise eine zu große Anhänglichkeit an einen Menschen, eine große Geringschätzung eines Nächsten neben mir oder etwas anderes, das ich nicht sehen kann.

Ein *Tauber* bildet meine eigene seelische Taubheit ab, wenn ich taub bin und die Verhältnisse, die da sind *in* mir und *neben* mir, nicht hören will: vielleicht ein Kind, das ausdrückt „du liebst mein Geschwister mehr als mich, das tut mir weh"; ein Kind, dessen Anerkennungsbedürfnis überhört wird; mein Körper, der überhört wird, wenn er über eine Krankheit signalisiert „ich brauche Ruhe", oder . . .

Insofern sind Behinderte wertvoll und können mehr über mich spiegeln als alle Belehrungen zusammen, weil sie *im Bild sprechen.* Auch Jesus hat immer in Bildern gesprochen, weil er wusste, dass unsere Seele für Bilder am empfänglichsten ist. Auch die Nahtstelle in uns, die mit unserm Unbewussten und mit Gott kommuniziert, unsere Träume sprechen in Bildern: *der Zug ist abgefahren, das Zeugnis ist ins Wasser gefallen usw.*

Was für eine Botschaft kann so ein Kind mit Down-Syndrom wie Johannes haben? Welchen für die Menschengemeinschaft wichtigen Wert bildet er ab? Ich habe schon darüber gesprochen, dass Fröhlichkeit und Freundlichkeit seine Stärken sind und damit auch seine Botschaften. Sein Dasein kann uns mitteilen, dass diese beiden Dinge wichtig sind im Leben. Dass wir – im Sinne Gottes – gerne leben sollen. Wenn wir das nicht können, sind nicht nur wir negativ gepolt, sondern Gott findet das sicher auch traurig.

Ein Johannes lehrt uns auch, dass wir Liebe haben sollen, dass unsere Bereitschaft zu lieben keine *soft skill* ist, sondern zentral für unser Wohlbefinden. Jeder von uns lebt davon (oder eben auch nicht), dass er eine Handvoll Menschen hat, denen er sein Herz öffnen kann. Wie wenig selbstverständlich ist dies! Alle Eltern wünschen sich für ihre Kinder liebevolle Freunde. Alle Eltern wünschen sich für ihre Kinder liebevolle Partner. Wie wertvoll diese Herzfähigkeiten sind, spüren wir immer dann, wenn diese Liebe und dieses Vertrauen Mangelware in unserem Leben sind.

Johannes' Stärke ist auch sein anders ausgestatteter Intellekt. Das mag auf den ersten Blick verwundern, dass ich dies so sehe. Erst *seit* Johannes kann ich einen solchen Satz sagen: Ein nicht in unserer Weise funktionierender Intellekt birgt auch Segen. *Vor* Johannes habe ich gedacht: Eine geistige Behinderung hat nur Nachteile. Das stimmt nicht. Auch diese hat zwei Seiten.

Der Intellekt verleiht dem Menschen die Fähigkeit, zu urteilen, zu kategorisieren, Systeme zu bilden und was damit zusammenhängt, zu bewerten. Es ist die Fähigkeit, die uns Normalen hilft, in unserer komplizierten Welt zurecht zu kommen, diese Fähigkeit, die uns aber gleichzeitig im Wege steht, den Dingen vorurteilsfrei zu begegnen, also im guten Sinne des Wortes, *naiv* zu sein.

Hierzu ein kurzes Beispiel: Als Johannes im Integrationskindergarten war, gab es dort einen Buben mit sogenannten autistischen Zügen. Die Mutter erklärte mir: „Der Junge lebt in seiner eigenen Welt. Er kann nicht leicht Kontakt zu anderen aufnehmen. Die anderen Kinder kommen auch nicht leicht an ihn heran. Er ist jedoch gerne in Johannes' Nähe. In seiner Nähe kann er E R selbst sein. Er redet zu Hause viel von Johannes und möchte auf jeden Fall, dass Johannes zu seinem Geburtstag kommt."

Mich hatte diese besondere Beziehung der beiden damals sehr bewegt, gefreut und ins Nachdenken gebracht, wie so vieles, was ich mit Johannes erlebt habe und erlebe.

Behinderte wollen als die angenommen sein, die sie sind, wie alle anderen Menschen auch.

Behinderte können wertvolle Botschafter, Erzieher und Spiegel in der Welt der Normalen sein, wenn letztere sich für diese Botschaften öffnen und nicht im Vorfeld ihren Verstand losschicken mit dem Stempel: *Ach, der da vor mir ist ja behindert, armes Schwein, aber mit dem habe ich ja nichts zu tun, nichts gemeinsam.* Wenn wir mit solchen beschränkten, vorurteilsvollen Sichtweisen durchs Leben gehen, sind wir im negativen Sinne des Wortes *stolz* (das heißt wir schauen uns selbst nicht an) und bleiben *dumm* (das heißt, wir bekommen keine Einsicht in uns selbst und in das reiche Leben, das uns umgibt). Normale müssen Behinderte pflegen, sich um sie kümmern, sie unterrichten. Im Umgang mit Behinderten trainiert der Normale das Dienen. Jede funktionierende Gemeinschaft lebt unter anderem vom Dienen jedes Einzelnen.

Umgekehrt, das habe ich versucht deutlich zu machen, sind Behinderte wegen ihres Andersseins wichtige Botschafter für die Normalen. Sie können diese Botschafter aber nur sein, wenn die Normalen sie annehmen *so, wie sie sind und als das, was sie sind: anders.* Das ist in meinen Augen die eigentliche große *innere* Leistung des Normalen: die innere Haltung, den anderen anders sein zu lassen und nicht ihn durch noch so viele Fördermaßnahmen in Richtung Normalität zu zerren. Das verletzt meines Erachtens den Menschen mit seiner Behinderung in seiner Würde. Er möchte als der wahrgenommen, anerkannt und angenommen sein, der er ist. Und nicht so sein müssen, wie die Umgebung ihn gerne hätte. Wer von uns Normalen möchte das nicht?

Im Umgang mit dem Behinderten bildet sich – wenn auch in viel schärferer Weise – der Umgang ab, den wir auch sonst untereinander haben. Gutes miteinander Umgehen, auch in ganz „normalen" Beziehungen, wird dadurch bestimmt, dass wir den anderen in seiner Andersartigkeit *wahrnehmen* und annehmen wollen und ihn nicht nach unseren – unerfüllten – Wünschen und Bedürfnissen innerlich oder äußerlich hinbiegen. Ein Mitmensch ist also nicht auf der Welt, um so zu sein wie ich ihn gern hätte.

Ich denke, Gott will, dass wir in unseren Beziehungen *geben und nehmen.* Er stellt Behinderte und Nicht-Behinderte Menschen auf die gleiche Stufe als Gebende und Nehmende. Deshalb sollten unsere Bestrebungen weder dahin gehen, Behinderte *auszumerzen* noch sollten sie dahin gehen, Behinderte zu *normalisieren*. Beide Tendenzen zeigen, dass Nicht-Behinderte häufig die Liebe nicht geben können, die die Behinderten brauchen, also *nehmen* wollen. Andererseits sind Nicht-Behinderte oftmals unfähig die Botschaft, die Behinderte uns geben, als Wahrheit zu erkennen und anzunehmen, also von ihnen zu *nehmen*.

Wir werden Behinderte nicht los

Es kann nicht unser Bestreben sein, Behinderte loszuwerden aus besagtem Grund, aber auch, weil dies gar nicht geht. Wenn wir an einer Stelle versuchen, Behinderte loszuwerden, tauchen sie an anderer Stelle wieder auf.

Wir werden Behinderte *nicht los*. Die Behinderten, die wir dank unserer modernen Medizin, sprich pränataler Diagnostik, versuchen loszuwerden, tauchen an anderer Stelle *dank* der modernen Medizin wieder auf, beispielsweise Frühgeburten von 500 g, die man medizinisch zwar irgendwie am Leben erhalten kann, die aber oft zeitlebens schwer behindert bleiben.

Wir können auch unsere eigenen inneren Behinderungen, Sünden und Schwächen nicht loswerden. Wir versuchen zwar manchmal, sie zu verdrängen, aber wir werden sie trotzdem nicht los. Das geht auch gar nicht. Sie tauchen dann an anderer Stelle in Form von Projektionen, Schuldzuweisungen und so weiter auf. Wir können uns ihnen nur in Aufmerksamkeit, Geduld und Bejahung zuwenden.

Eine bedingungslose Liebe der Eltern zu ihrem Kind bewirkt Selbstannahme beim Kind. Diese bedingungslose Liebe können Eltern jedoch nur in dem Maße leben, wie sie selbst diese Liebe erlebt und dadurch in der Seele gespeichert haben. Nur wenn Menschen in ihren Beziehungen bedingungslose Liebe erleben oder erleben gelernt haben, kann der Satz „Gott liebt dich bedingungslos" eine persönliche Bedeutung gewinnen. Jedoch: wenn der Mensch in sich selbst diese bedingungslose Liebe nicht erlebt, dann bleibt dieser Satz eine leere Phrase.

Dank bedingungsloser Liebe verlieren Sünde und Unheil ihren Schrecken. Der Mensch braucht deshalb gegenüber Sünde und Unheil keine Angst, keinen Zorn, keine Trauer mehr zu haben. Er muss seine Sünde und sein Unheil nicht vor sich selbst und anderen verstecken. Er kann seine Sünde und seine unheilen Seiten entspannt mit einem Menschen seines Vertrauens und vor Gott anschauen. Er kann mit Gottes Hilfe und mitmenschlicher Unterstützung sogar daran reifen.

Diese vom Glauben geprägte Lebenshaltung bringt Entspannung und Frieden in alle unsere Beziehungen und in alle unsere Tätigkeiten. Diese Lebenshaltung macht mich als gläubigen Menschen groß und frei. Sie schenkt mir wunderbare Begegnungen, auch die Fähigkeit zur Vergebung, da, wo ich sie leisten muss und inneren Frieden.

Wenn wir diese Selbstannahme leben bzw. diese trainieren (sonst geht sie wieder verloren), das heißt uns selbst mit unseren Behinderungen, Schwächen und Sünden annehmen, dann können wir im nächsten Schritt unseren Nächsten annehmen mit seinen Behinderungen, Schwächen und Sünden und das bringt wiederum Entspannung und Frieden in unser aller Leben.

Zu mir kommen,
zum Nächsten kommen,
zu Gott kommen

sind drei Dimensionen von Menschwerdung. Sie gehören ungetrennt und unvermischt zusammen. Wir sind unterwegs, um immer tiefer in diese drei Dimensionen von Menschwerdung hineinzuwachsen.

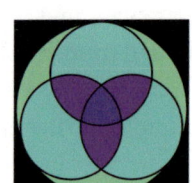

(Abbildung „Dreieinigkeit" aus:
Wikipedia, Urheber Thomas Steiner)